中国医师协会专科医师培养继续教育用书

《中国临床新难诊疗技术规范教程》系列丛书

神经创伤诊疗新进展

主　编　江基尧

北京大学医学出版社

SHENJING CHUANGSHANG
ZHENLIAO XINJINZHAN

图书在版编目（CIP）数据

神经创伤诊疗新进展/江基尧主编. —北京：北京大学医学出版社，2010.8

ISBN 978-7-81116-757-3

Ⅰ.①神… Ⅱ.①江… Ⅲ.①神经系统—创伤外科学—进展 Ⅳ.①R651

中国版本图书馆 CIP 数据核字（2010）第 130659 号

神经创伤诊疗新进展

主　　编：江基尧
出版发行：北京大学医学出版社（电话：010—82802230）
地　　址：（100191）北京市海淀区学院路 38 号　北京大学医学部院内
网　　址：http://www.pumpress.com.cn
E - mail：booksale@bjmu.edu.cn
印　　刷：莱芜市圣龙印务有限责任公司
经　　销：新华书店
责任编辑：安　林　　**责任校对**：金彤文　　**责任印制**：张京生
开　　本：880mm×1230mm　1/32　　**印张**：6.75　　**字数**：183 千字
版　　次：2010 年 9 月第 1 版　2010 年 9 月第 1 次印刷　**印数**：1－3000 册
书　　号：ISBN 978-7-81116-757-3
定　　价：21.00 元

主编简介

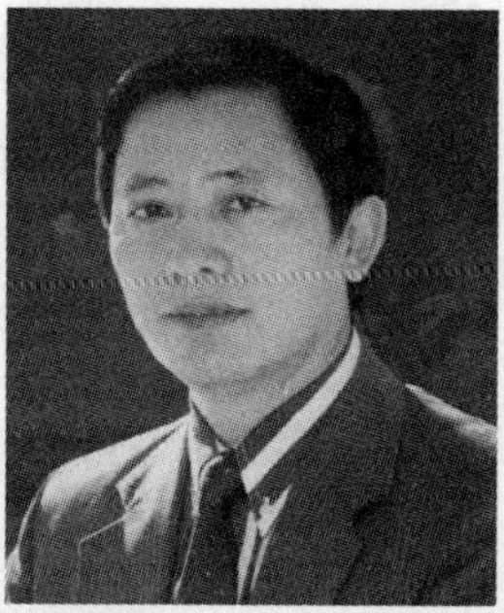

江基尧，男，1957年12月出生，江苏盐城人。上海交通大学医学院附属仁济医院神经外科科主任、教授、主任医师、博士生导师。担任国际神经创伤协会副主席、亚太神经创伤协会候任主席、中华医学会创伤学分会常委、中国神经外科医师协会常委、中国医师协会神经创伤专家委员会主任委员、中华医学会神经创伤专业组组长、美国《Journal of Neurotrauma》编委、中华创伤杂志英文版副主编。在颅脑创伤基础研究和临床诊治方面取得突出成绩，成功地抢救了4000余例颅脑伤病人，重型颅脑伤病人成功率达70%以上。应邀到欧美、亚洲等国家、地区召开的颅脑创伤学术会议和神经外科学术会议担任大会主席、并做特邀专题学术报告，应邀到全国20多省、市、自治区数百家医院会诊手术，获得国内外同行高度评价。主编和参编著作20多部，主编出版的《现代颅脑损伤学》第1、2、3版和《颅脑创伤临床救治指南》第1、2、3版等专著已成为中国颅脑创伤救治的重要工具书。以第一作者和通讯作者国内外发表学术论文70余篇，包括Journal of Neurosurgery，Neurosurgery，Surgical Neurology，Brain Research，Journal of Neurotrauma，Acta Neuropatholgoica，Journal of Cerebral Blood Flow & Metabolism等国际著名医学杂志发表论著40余篇，被国外引证1000余次、国内引证2000余次。牵头起草和编写了《中国颅脑创伤外科手术指南》和《中国颅脑创伤脑保护药物指南》，对于促进我国颅脑创伤病人规范化外科手术和药物规范化治疗起到重要作用。获得科技部“973”子课题、国家自然科学基金、“211国

家重点建设学科”课题、国家公益性卫生专项科研课题、省部级科研课题和人才基金20余项，累计获得科研经费2000多万元。以第一完成人荣获国家科技进步二等奖、上海市科技进步一等奖和教育部科技进步一等奖以及其他省部级科技进步和临床医疗成果一、二等奖10多项。荣获中国科协求是杰出青年奖、卫生部有突出贡献中青年专家、上海市科技精英、上海市领军人才等称号。

编者名单（按姓氏笔画排序）

于如同（徐州医学院附属医院）
王　勇（上海交通大学医学院附属仁济医院）
王来兴（第二军医大学附属长海医院）
冯　华（第三军医大学附属西南医院）
包映晖（上海交通大学医学院附属仁济医院）
刘伟国（浙江大学附属第二医院）
刘志雄（中南大学附属湘雅医院）
刘运生（中南大学附属湘雅医院）
刘建民（第二军医大学附属长海医院）
朱　诚（第二军医大学附属长征医院）
江基尧（上海交通大学医学院附属仁济医院）
许　奕（第二军医大学附属长海医院）
张　骛（温州医学院附属第二医院）
张　赛（武警医学院附属医院）
李　平（武警医学院附属医院）
李世亭（上海交通大学附属新华医院）
杨小锋（浙江大学附属第一医院）
杨树源（天津医科大学总医院）
杨潮华（四川大学附属华西医院）
汪业汉（安徽省立医院）
周良辅（复旦大学华山医院）
庞　琦（山东省立医院）
罗其中（上海交通大学医学院附属仁济医院）
侯立军（第二军医大学附属长征医院）
胡胜利（第三军医大学附属西南医院）
费　舟（第四军医大学附属西京医院）
贺晓生（第四军医大学附属西京医院）
赵建农（海南省人民医院）
钟春龙（上海交通大学医学院附属仁济医院）

钱锁开（解放军第94医院）
高　亮（复旦大学华山医院）
高文昌（徐州医学院附属医院）
高国一（上海交通大学医学院附属仁济医院）
梁玉敏（上海交通大学医学院附属仁济医院）
章　翔（第四军医大学附属西京医院）
傅　震（江苏省人民医院）
傅先明（安徽省立医院）
游　潮（四川大学附属华西医院）

前　言

神经创伤是威胁人类生命的主要疾患之一，是导致人类死残的重要原因，特别是中枢神经脑脊髓创伤是导致人类死残的第一因素。提高神经创伤诊疗效果是从事神经外科基础研究人员和临床工作者长期为之奋斗和必须面对的重要课题。由于交通道路和汽车迅速发展，道路交通事故成为神经创伤首要原因。根据 WHO 预测，到 2020 年创伤和意外死亡将明显上升、成为导致人类死亡第 3 位疾病。

经过国内外临床神经外科医护工作者和基础研究人员的不懈努力，脑脊髓创伤发病机制的认识不断深入，临床治疗药物的不断增加，外科手术方法的改进，监测设备和护理水平的提高，前瞻性随机双盲多中心对照临床研究的开展，临床规范化治疗的实施，国内外著名医学中心的脊髓创伤病人救治水平显著提高，死残率显著降低。

尽管目前国内不少医院脑脊髓创伤病人临床治疗效果不断提高，但我国大多数医院重型脑脊髓创伤病人的救治效果与国际先进水平仍有较大差距。目前我国颅脑损伤病人临床诊治现状有喜有忧。令人高兴的是县级医院都有 CT 扫描，为开展脑脊髓创伤诊疗提供了基本条件，同时县级医院外科医师也能开展脑脊髓创伤急诊手术，为颅脑创伤病人及早诊治赢得了宝贵的时间，使得大批危重颅脑创伤病人能在第一时间得到有效地抢救和治疗。但值得人们忧虑的是不少临床医护人员对颅脑创伤病人诊治不够重视，重型脑脊髓创伤病人抢救设备和监护仪器较差，有些基层医院尚无 CT 和 ICU，甚至小型私立医院不具备危重伤员的抢救设备和条件，也盲目开展严重脑脊髓创伤病人救治，不但伤员得不到有效诊治，也耽误了有效的抢救时间。目前，我国脑脊髓创伤病人现场抢救与转运、急诊室抢救和处理、手术指征和方案、术后监护和护理、脑水肿防治和颅内高压处理、脑保护药物选择、并发症防治和康复措施等诸多环节尚存在不足，缺乏规范化和科学性。特别是在脑脊髓创伤病人的临床治疗方案和脑保护药物应用方面存在盲目性和不合理性。这样不但会影响病人的治疗效果，而且会增加病人死残率。所以，推广国内外脑脊髓创伤的新概念、新技术和规范化治疗显得十分紧迫和必要。

加强脑脊髓创伤病人救治的正规化、规范化和科学化是各国神经外科医师所共同关注的问题。近十年来，美国、欧洲、日本等发达国家制订了《重型颅脑创伤救治指南》《脊髓创伤救治指南》，取得显著的治疗效果。2008 年，亚太地区神经创伤协会正式成立，正在编写亚太颅脑创伤救治专家共识和指南。从 2002 年开始，我们组织了国内有关专家在参阅了大量国内外文献的基础上，结合我国的具体国情，我们编写出版了《颅脑创伤临床救治指南》第 1、2、3 版，受到我国从事颅脑损伤救治临床医师的广泛好评。中华医学会神经外科分会也积极组织国内专家编写《神经外科疾病诊疗指南》和《神经外科操作规范》。中国神经外科医师协会和中国神经损伤专家委员会最近也分别制订了《中国颅脑创伤脑保护药物指南》和《中国颅脑创伤外科手术指南》，发表在中华神经外科杂志。极大地推动了我国颅脑创伤病人诊疗走向规范化和合理化。

本书基本包括颅脑创伤基础研究和临床诊疗各个方面，共 19 章。它不但全面、系统、准确、客观地反映当今国内外有关脑脊髓创伤临床诊治方面新概念、新技术和新疗法，同时着重全面系统介绍脑脊髓创伤临床诊疗的基本原理、基本原则和基本方法，并且适当介绍各位专家自己的基础研究成果和临床诊疗经验。本书注重科学性、先进性和临床实用性相结合，为我国从事颅脑伤专业的临床医护工作者和基础研究人员提供很有价值的参考书。

我们邀请了国内几十余名神经外科专家参加本书的编写，其中不少是国内知名脑脊髓创伤专家，也有来自临床一线的中青年医师。他们都全心投入编写工作，为大家奉献了一本很有价值的脑脊髓创伤临床诊疗的工具书。当然，由于编者来自国内十多家医院，学识水平和编写能力存在一定差异，尽管主编和编辑最后严格把关和多次审阅修改，书中可能仍然存在不足之处，诚恳希望读者批评指正，期待下次再版时修改与补充。

主　编　江基尧

2010 年 7 月于上海

目　录

第1章　颅骨骨折诊疗

颅骨骨折在颅脑创伤中较为常见。在闭合性颅内损伤中，其发生率15%～40%，在重型颅脑损伤中可达70%。尽管单纯颅骨骨折的临床意义多并不重要，但是其通常表明头部外伤的暴力较大、脑伤较重。颅骨骨折的分类：(1) 按创伤的性质分为闭合性及开放性骨折。依骨折是否与外界交通相区别。(2) 按骨折形态分为：①线形骨折；②凹陷性骨折；③粉碎性骨折；④穿入性骨折。(3) 按骨折部位分为颅盖骨折和颅底骨折。

第一节　颅盖骨折

一、线形骨折

最为多见，约占颅盖骨折的2/3以上。

【诊断要点】

1. 明确的外伤史，骨折局部头皮有挫伤或血肿。

2. 颅骨平片：骨折线呈线状或星形放射状，边缘清晰、锐利，宽数毫米，偶有1～2厘米。骨折线的走行多与外力的方向一致，通过着力点。几乎均为全层骨折。

3. 必要时可考虑行头颅CT，以除外颅内异常并经CT骨窗像可明确骨折部位。

【治疗原则】

1. 单纯的线形骨折无需特殊处理。

2. 骨折线通过硬脑膜血管沟（如脑膜中动脉）、静脉窦（如横窦）时，应警惕发生硬膜外血肿。

3. 骨折线通过副鼻窦或岩骨时，应注意是否有硬脑膜破裂，产生脑脊液漏的可能。

二、凹陷性骨折

多发生于额部及顶部。

【诊断要点】

1. 明确的外伤史，骨折局部有明显的软组织损伤。

2. 着力点可触及颅骨下陷。但应与某些头皮血肿相鉴别。

3. 颅骨平片：陷入骨折片的边缘呈环形、锥形或放射形的内陷。伤部切线位能清楚显示其凹陷深度。骨折片可完全或部分与颅盖骨脱离、错位，陷于硬脑膜与颅骨之间。广泛大片的颅骨凹陷可显示脑受压、中线结构移位等影像学改变。

4. 头颅 CT 扫描：不仅可了解骨折情况，且可了解有无合并脑损伤和颅内血肿。

【治疗原则】

多数凹陷性骨折应采取手术治疗。手术的目的在于清创、清除骨片对脑组织的压迫，改变局部血循环，修补硬脑膜以及减少癫痫的发生率等。如合并严重脑损伤，导致颅内压增高，有脑疝可能者，应行去骨瓣减压术。

【手术适应证】

1. 骨折凹陷超过 1 厘米。因此时会有较明显的局部脑受压，且多伴有硬脑膜损伤。

2. 骨折位于重要功能区，如中央回、语言中枢等。

3. 骨片刺入脑内或引起瘫痪、失语和癫痫者。

4. 静脉窦上的凹陷骨折，手术应极慎重。有时骨折片压迫静脉窦，使其回流受阻，引起持续的颅压增高或神经功能障碍者，应在充分准备的条件下，适时施术。

【非手术治疗】

1. 非功能区的轻度凹陷骨折。

2. 静脉窦区有凹陷骨折，但无脑受压症状及回流障碍者。

三、粉碎性骨折

骨折线向周围裂开或相互交叉，将颅骨分离成游离的不规则碎片。如骨片无凹陷或错位，未引起脑受压者，按线形骨折处理；如骨片有明显凹陷或刺入脑内，则按凹陷性骨折处理，并修补硬脑膜。粉碎骨片无污染，可以修平整，平铺覆盖于硬脑膜外，作为颅骨一期整复成形术。

四、穿入性骨折

绝大部分为开放性颅脑损伤。多见于锐器或火器伤，着力点面积不大但局部有骨质缺损，碎骨片刺破硬脑膜并深入颅内，造成严重的局部脑损伤、出血和异物存留。治疗原则是尽早施行颅脑清创缝合术，变开放伤为闭合，防止感染，减少并发症与后遗症。术中循创道小心清除脑内碎骨片、异物及挫碎的脑组织，对位置深在、已累及脑重要结构或血管的骨碎片，不可勉强悉数摘除，以免加重伤情或导致出血。术后给予加强抗感染治疗。

五、小儿颅骨骨折的处理

小儿颅骨骨折有其显著的特殊性。婴幼儿颅骨薄而软，有纤维隔，弹性大，缓冲力强。因此，颅骨虽有凹陷，但未断裂，无骨折线，即所谓乒乓球样凹陷性骨折。小儿颅骨骨折因年龄及个体差异不同，在治疗上也有较大差别。

【处理原则】

1. 新生儿颅骨凹陷性骨折尽可能采用非手术方法复位，即将胎头吸引器置于颅骨凹陷处，借负压吸引力，使凹陷骨折复位。

2. 婴幼儿凹陷性骨折如无神经系统症状可在生长中可自行复位，一般不需手术。

【手术适应证】

1. X线摄片显示骨片陷入较深，刺破硬脑膜或进入脑内；

2. 头皮下有脑脊液积留征象；

3. 有神经系统症状；

4. 颅压增高，疑有颅内血肿；

5. 自行复位失败。

小儿特殊类型的颅骨骨折：

颅骨生长性骨折：婴幼儿线状骨折后，在骨折下的硬脑膜被撕裂。在骨折线中间夹有硬脑膜、蛛网膜、脑组织或其形成的复合性瘢痕，使骨折不能愈合；同时，骨折缝隙不断受到脑脊液和脑的搏动性冲击，并逐渐增宽扩大，骨缘外突，以致形成持久的骨缺损，此即称为颅骨生长性骨折。其诊断依据：①原发头外伤后一段时间，出现可触知的颅骨缺损或隆起的包块；②颅骨平片显示原颅骨分离处扩大为骨缺损；③CT、MRI 显示病变部位为损伤的脑组织或脑脊液。

【处理原则】

1. 应早期诊断，以便在硬脑膜破口扩大之前行修补术；

2. 切除变性的脑组织，同时完整修补硬膜，颅骨缺损一般都留待后期再行修补。

第二节　颅底骨折

颅底骨折约占颅骨骨折的 1/3，绝大部分为线形骨折。颅底与硬脑膜粘连紧密，骨折时易使硬脑膜破裂；颅底与副鼻窦相邻，骨折后极易使蛛网膜下腔与外界相通，称为“内开放性骨折”。

颅底骨折的临床诊断主要依据症状和体征，表现为：相应部位的皮肤、黏膜淤血斑，颅神经损伤，脑脊液漏和脑损伤等方面。但是，X 线断层摄片、CT 扫描、MRI 和放射性核素的应用，对其诊断的某些方面，如脑脊液漏瘘口位置的确定，并发现脑损伤的部位、程度及范围的判断等，具有重要的意义。

各部位颅底骨折的特点

骨折部位	软组织出血	颅神经损伤	脑脊液漏	合并脑损伤
颅前窝	眶周皮下淤斑（熊猫眼），球结膜下淤血	嗅神经、视神经损伤	鼻漏　眼漏	额极 额底
颅中窝	颞肌下出血及压痛	面神经、听神经损伤	耳漏　鼻漏	颞极、额底、垂体、视丘下部
颅后窝	耳后乳突部皮下淤斑（Battle征）	少见，偶有后组颅神经损伤	乳突、胸锁乳突肌处皮下	小脑、脑干、延髓、对冲伤

单纯性颅底骨折无须特殊治疗，主要观察有无脑损伤及处理脑脊液漏、颅神经损伤等合并症。当合并有脑脊液漏时，须防止颅内感染，禁忌填塞或冲洗，禁忌腰椎穿刺。取头高体位休息，尽量避免用力咳嗽、打喷嚏和擤鼻涕。静脉或肌内注射抗生素。多数漏口在伤后1～2周内自行愈合。超过一个月仍未停止漏液者，可考虑手术。

【手术适应证】

1. 脑脊液漏不愈，达一个月以上者，在抗感染前提下，开颅手术修补硬脑膜，以封闭漏口。

2. 对伤后出现视力减退，疑为碎骨片挫伤或血肿压迫视神经者，如果可能应在12小时内行视神经管减压术。

（包映晖　江基尧）

第 2 章　急性硬膜外血肿诊疗

急性硬膜外血肿（Acute Extradural Hematomas）指的是外伤后出血积聚于颅骨内板和硬脑膜之间而形成的血肿。一般将外伤后 3 小时至 3 天内形成的血肿，称为急性硬膜外血肿，此类在硬膜外血肿中最为常见；3 周以后形成的血肿称为慢性硬膜外血肿，而 3 天和 3 周之间的称为亚急性硬膜外血肿。也有人将伤后 3 小时内形成的颅内血肿，称为特急型血肿。

一、病因

外界暴力作用于头部的方式有两种：一种是暴力直接作用于头部而致伤，称为直接损伤；另一种是暴力直接作用于身体的其他部位，经传导至头部而造成损伤，称为间接损伤。直接损伤包括加速性损伤、减速性损伤和挤压伤；间接损伤包括传递性损伤、挥鞭样损伤和创伤性窒息。各种类型的直接暴力和间接暴力作用于头部会导致颅骨变形骨折和脑组织在颅腔内产生运动，继而造成颅骨板障出血和脑血管损伤破裂出血形成颅内血肿。

二、发病机制

急性硬膜外血肿是由颅骨内板和硬脑膜之间血管破裂而形成的，若损伤来自动脉（如脑膜中动脉、脑膜前动脉、筛前或筛后动脉等），则血肿发展迅猛，往往在数小时内就可引起脑疝，病人意识障碍加深十分迅速，短时间内就可发展成昏迷，死亡率极高；若出血源于静脉，如硬脑膜静脉、板障静脉或静脉窦，则病情发展稍缓，可呈亚急性或慢性病程。由于静脉压力不及动脉高，因此静脉破裂产生的血肿发展较慢，而且多较小；不过上矢状窦或横窦破裂，硬脑膜与骨内板剥离后，新的再出血使得这类血肿的不断扩张，常可引起跨于窦上的巨大硬膜外血肿。

血肿形成部位，以额颞部和颞顶部最多。这与颞部含有脑膜中动、静脉，又易为骨折所撕破有关。急性硬脑膜外血肿在枕部较少，因该处硬膜与枕骨贴附较紧，且常属静脉性出血。

发病者以青壮年为常见，超过 60 岁或不足 2 岁的人群发生率很低，可能与老年人硬膜和颅骨粘连紧密，婴幼儿脑膜血管细、颅骨脑膜血管沟尚未形成有关。

病情的轻重与血肿的大小、血肿部位以及血肿形成的速度有关，又以血肿形成的速度关系最为密切。动脉破裂的血肿形成较快，在早期体积并不大的时候就可以出现明显的脑组织压迫症状；而出血较慢的血肿早期可以症状不明显或有轻度的颅高压症状，直到血肿体积大到一定程度时方出现明显的颅内高压症状。位于半球凸面的急性血肿，常向内向下推压脑组织，形成小脑幕切迹疝，压迫大脑脚，动眼神经、大脑后动脉，最严重的压迫脑干可致中枢衰竭而死亡。

三、临床表现

硬膜外血肿的临床表现与出血速度、出血量、血肿部位及年龄的差异有关，但遭受继发性病变打击的患者，其意识变化总体上来看均具有一定规律性和共性，即昏迷—清醒—昏迷。患者在受到较重的原发性损伤时出现昏迷，经过一段时间后意识水平好转，有些能够完全清醒，但当颅内血肿形成、增大后又可导致患者意识水平的下降，再度转入昏迷。两次昏迷之间称为“中间清醒期”，这在急性硬膜外血肿患者往往可较典型。对于原发性脑损伤严重的患者，也可持续处于昏迷状态，无明显清醒或好转期，颅内血肿的形成则可使意识进行性加深，如从浅昏迷进入了深昏迷。

除了意识障碍，急性硬膜外血肿病人在临床上还有以下几方面的表现：

1. 颅内高压征　典型者为剧烈头痛、喷射性呕吐和视物模糊的“三主征”。严重的颅内高压者可出现 Cushing 反应，即血压升高、脉压差增大、体温上升、心率及呼吸缓慢等代偿性反应；等到衰竭时，机体失代偿，则出现血压下降、脉搏细弱及呼吸抑制。

2. 神经系统体征　一般单纯的硬膜外血肿，较少出现神经受损体征，仅在血肿形成压迫脑功能区时，才有相应的阳性体征。但当血肿引起颞叶沟回疝时，病人往往有极重的临床表现，不仅有意识障碍加深，生命体征紊乱，同时将相继出现患侧瞳孔散大，对侧肢体偏瘫等典型征象。有时可见血肿形成迅速，致脑干向对侧移位，嵌压于对侧小脑幕上，首先表现出对侧瞳孔散大，患侧肢体偏瘫等不典型征象。脑疝晚期出现双侧瞳孔散大、病理性呼吸、去大脑强直等征象。幕下血肿出现共济失调、眼球震颤、颈项强直等，如血肿继续增大或救治不及时，可因枕骨大孔疝形成突然出现呼吸、心跳停止而死亡。

四、诊断和鉴别诊断

急性硬膜外血肿根据明确外伤史、临床表现和神经系统检查一般不难诊断，但是由于一旦出现颞叶沟回疝则多预后极差，所以应该尽量在出现脑疝之前予以明确。临床上外伤病人头痛加剧，躁动不安，呕吐次数明显增多，尤其是呈喷射性时，应考虑有颅内压增高。若出现生命体征改变，如血压升高、脉压差加大，心率和呼吸减慢时，更应高度怀疑颅内有继发性血肿的形成。此时应立即行影像学检查，首选为CT，典型的硬膜外血肿表现为颅骨和硬膜之间高密度、双凸面状影。CT扫描不但能准确地诊断颅内血肿还能清晰地显示脑组织受压情况、中线结构移位程度、脑室和脑池形态和位置等。

硬膜外血肿须与以下疾病鉴别：

1. 急性硬膜下血肿　原发脑损伤一般较重；临床上病人多表现为进行性意识障碍，无明显中间清醒期；病变部位与硬膜下血肿不同，多在对冲部位；CT可见硬脑膜下不规则高密度、新月形影。

2. 脑内血肿　原发脑损伤一般也较重；病变部位与硬膜下血

肿同；CT 表现为高密度团块，周围有低密度水肿带。

3. 脑水肿　原发损伤多较重或合并脑干损伤；在伤后 2～3 天脑水肿达到高峰期，脱水治疗可好转；CT 上病变区呈低密度影，出现在血肿的周围。

4. 脑肿胀　临床也表现为意识障碍的逐渐加重，CT 上中线发生偏移，而未见明显的高密度或低密度影。

五、治疗

急性硬膜外血肿病人死亡的主要原因并非血肿本身，而是因脑疝形成后所引起的脑干继发性损害所致。因此，必须作到早期诊断、及时处理，才能有效地降低死亡率。如诊断明确，原则上应立即手术清除血肿，缓解颅高压，防止脑疝的形成。配合以积极的非手术治疗，可有效降低死亡率。部分小血肿可保守治疗。

【手术治疗】

1. 手术目的　去除硬膜外血肿块，解除占位效应，防止脑疝的发生；彻底止血，尽可能杜绝术后血肿复发。

2. 手术方法　通常多采用骨窗开颅或骨瓣开颅术，便于彻底清除血肿、充分止血和减压，必要时还可以行硬膜下探查。按照血肿部位采取相应区域骨瓣开颅，头皮切口和骨瓣应完全暴露血肿。充分的暴露有利于发现和处理硬膜外出血点。骨瓣打开暴露血肿后，颅内压力可以得到相当的缓解。此时不必急于挖出血肿，可由血肿周边向血肿最厚处近颅底侧逐渐剥离，多能发现已破裂的硬脑膜动、静脉。对于血管破裂性出血，通常采用双极电凝止血；对于颅底出血或棘孔处脑膜中动脉出血，可使用骨蜡或混有棉絮丝的骨蜡封堵于出血处止血；骨折线的渗血要仔细封涂骨蜡。对于已固定于硬脑膜表面的小血块，特别是位于静脉窦旁或颅顶深部的小血块，不必勉强清除。血肿清除后，宜用生理盐水冲洗创面，仔细审视有无出血点，并逐一止血。彻底止血后应该常规切开硬脑膜 1.5～2cm，进行冲洗检查有无血性脑脊液，避免遗漏硬脑膜下或脑内血肿。若检查结果阴性，缝合硬脑膜后，骨瓣中央钻孔穿线缝合固定于硬脑膜，以防止颅骨骨瓣与硬脑膜之间存在死腔，术后积血形成血肿。术毕，悬吊硬脑膜于骨窗外缘，还纳骨瓣，硬膜外置管引流，分层缝合头皮。若清除血肿后硬脑膜张力仍高或膨起，而硬脑膜下探查结果为阴性，则提示骨瓣邻近或远隔部位血肿，应予及时复查 CT 或钻孔探查，以免遗漏血肿。

对于巨大硬膜外血肿、中线移位明显、瞳孔散大的病人，可采用去骨瓣减压和硬脑膜减张缝合技术，避免手术后大面积脑梗死造成的继发性颅高压和脑疝，再次行去骨瓣减压手术。有学者提出，当术前出现下述情况时，在清除血肿的同时最好行去大骨瓣减压术：①GCS＜6 分；②小脑幕切迹疝形成；③CT 检查，环池消失或中脑受压变形；④合并其他类型重型脑损伤者（如广泛脑挫裂伤合并脑水肿、弥漫性轴索损伤、弥漫性脑肿胀、原发脑干伤、广泛蛛网膜下腔出血、张力性气颅等）。若在术中发现脑搏动欠佳、皮层引流静脉怒张，或术中发现急性脑膨出者，就必须行去大骨瓣减压，去骨瓣减压的同时，一定要将硬脑膜剪开才能达到预期的效果，挽救生命。

若颅脑伤病人术前病情急剧恶化，出现脑疝症状时，可以首先采取紧急颞下减压术，放出部分硬脑膜外血肿。待颅内高压缓解后应该继续行标准外伤大骨瓣开颅术。标准外伤大骨瓣手术切口开始于颧弓上耳屏前 1cm，于耳廓上方向后上方延伸至顶骨正中线，然后沿正中线向前至前额部发际下。采用游离骨瓣或带颞肌骨瓣，顶部骨瓣必须旁开正中线矢状窦 2～3cm。去除骨瓣的同时，应采用人工硬脑膜、颞肌筋膜减张缝合硬脑膜或带蒂筋膜瓣修复硬脑膜，以减少手术后脑膨出、脑穿通畸形和脑脊液漏的发生率。

急性硬膜外血肿原则上不采用钻孔引流血肿的方法。因为急性硬膜外血肿是较硬的血凝块，仅在血肿中央部位钻孔或锥孔，能吸出的血肿量相当有限，无法快速缓解颅内高压、解除脑疝。

【非手术治疗】

对于部分病情稳定的小血肿，也可采取非手术治疗。其适应证为：①患者神志清楚、病情平稳，意识无进行性恶化；②无明显颅内高压症状，无神经系统阳性体征或原有神经系统阳性体征无进行性加重；③无颅内压增高症状和体征；④除颞区外，大脑凸面血肿量＜30ml，后颅窝血肿＜10ml，无明显占位效应（中线结构移位＜5mm，环池和侧裂池＞4mm）。

非手术治疗的方法：采用脱水、激素、止血及活血化淤药物治疗。在非手术治疗过程中，需要严密观察病人的意识、瞳孔和生命体征变化，尤其是警惕颅内高压和脑疝早期征象。一旦伤情恶化，应该及时动态行头颅 CT 扫描复查。若颅内血肿增大应根据病情需要，立即行开颅血肿清除术。值得注意的是，颅内血肿是否手术并非仅靠血肿量的多少来决定，应该取决于有无颅内压增高及程度，有无脑疝或潜在的脑疝存在。神经功能恶化时间（被定义为出现昏迷、瞳孔异常或神经功能恶化到手术的时间），比创伤距手术的时间更重要。在这些患者中，手术清除术应该尽快地进行，因为每小时的手术耽搁都与进行性疗效变差有关。

（杨小锋　刘伟国）

第3章　硬脑膜下血肿诊疗

一、概述

硬脑膜下血肿由于出血来源的不同又分为复合型硬脑膜下血肿与单纯型硬脑膜下血肿。前者系因脑挫裂伤，脑皮质动、静脉出血，血液集聚在硬脑膜与脑皮质之间，病情发展较快，可呈急性或亚急性表现。有时硬脑膜下血肿与脑内血肿相融合，颅内压急剧增高，数小时内即形成脑疝，多呈特急性表现，预后极差；单纯型系桥静脉断裂所致，出血缓慢，血液集聚在硬脑膜与蛛网膜之间，病程发展常呈慢性，脑原发伤较轻，预后亦较好。

二、流行病学

急性硬脑膜下血肿在严重脑外伤者的发病率一般为 5%～22%。男女比例约为 3∶1。老年人的发病率尤其高，而且急性硬脑膜下血肿的发病年龄明显高于其他血肿。

三、发病机制和病理生理

急性硬脑膜下血肿的受伤机制一般都为加速性暴力使脑组织与固定的硬膜形成移位，将皮质与静脉窦之间的桥静脉撕裂，引起出血。也可由于脑组织挫伤后的皮质血管出血流入硬脑膜下腔所致。加速性损伤所致脑挫裂伤，血肿多在同侧；而减速性损伤所引起的对冲性脑挫裂伤出血常在对侧；一侧枕部着力的病人，在对侧额、颞部前份发生复合型硬脑膜下血肿，甚至同时并发脑内血肿；枕部中线着力易致双侧额极、颞尖部血肿；当头颅侧方打击时，伤侧可引起复合型硬脑膜下血肿，即硬膜下脑内血肿；头颅侧方碰撞或跌伤时，同侧多为复合性硬脑膜下血肿或硬膜外血肿，对侧可致单纯性及/或复合型硬脑膜下血肿；另外，前额部遭受暴力，不论是打击还是碰撞，血肿往往都在额部，很少发生在枕部，而老年人则常引起单侧或双侧单纯性硬脑膜下血肿。急性硬脑膜下血肿往往都伴有广泛的脑挫裂伤，而脑损伤引起的脑水肿和脑移位则是急性硬脑膜下血肿的预后指标。

四、临床表现

急性硬脑膜下血肿的临床表现与血肿的形成范围、形成速度和合并脑挫裂伤的程度有关。受伤后即刻持续昏迷的病人，由于脑挫裂伤严重，病情进展的很快，可迅速形成颅内高压，甚至早期出现脑疝。其预后与颅内压的控制和血肿的清除速度密切相关。

如脑挫裂伤较重或血肿形成速度较快，则脑挫裂伤的昏迷和血肿所致脑疝的昏迷相重叠，表现为意识障碍进行性加深，无中间清醒期或意识好转期表现。颅内压增高与脑疝的其他征象也多在1～3天内进行性加重，单凭临床思维难以与其他急性颅内血肿相区别。如脑挫裂伤相对较轻，血肿形成速度较慢，则可有意识好转期存在，其颅内压增高与脑疝的征象可在受伤72小时后出现，属于亚急性型，此类血肿与脑挫裂伤的继发性脑水肿很难从临床表现上作出区别。少数不伴有脑挫裂伤的单纯性硬脑膜下血肿，其意识障碍过程可与硬脑膜外血肿相似，有中间清醒期，唯因其为桥静脉出血，中间清醒期可较长。

局灶性体征：伤后早期可因脑挫裂伤累及某些脑功能区，伤后即有相应的体征，如偏瘫、失语、癫痫等；若是在观察过程中有新体征出现，系伤后早期所没有的或是原有的阳性体征明显加重等，均应考虑颅内继发血肿的可能。

五、诊断与鉴别诊断

颅脑损伤后，意识障碍进行性加重，伴有颅内高压及局灶性体征，应高度怀疑急性硬脑膜下血肿。确诊主要依靠头颅CT扫描，颅骨内板脑表面之间出现高密度、等密度或混合密度的新月形或半月形影，可有助于确诊。CT 检查还可明确定位、计算出血量、了解脑室受压及中线结构移位，以及脑挫裂伤、脑水肿、多个或多种血肿并存的情况，又可明确有无脑挫裂伤的存在。当病人有低血红蛋白血症或脑脊液通过撕裂的蛛网膜渗入血肿内时，急性硬脑膜下血肿也可表现为等密度影。血肿的体积可从 CT 上估计，但实际的血肿体积往往大于估计值。颅骨 X 线片或 CT 骨窗位检查可有半数的病人有颅骨骨折。MRI 检查不仅能直接显示血肿范围，同时对于 CT 表现等密度的血肿有特殊的高信号表现。

颅脑损伤后，原发昏迷时间较长或原发昏迷与继发性意识障碍互相重叠，表现为昏迷程度不断加深，并随之出现脑受压及颅内压增高的征象，特别是伴有局灶性体征者，即应高度怀疑急性硬脑膜下血肿；若病情发展较缓，已为期 4～12 天，曾有中间意识好转期，继而加重，并出现眼底水肿及颅内压增高症状，则往往伴有亚急性硬脑膜下血肿。行辅助检查诊断，切勿观望，等待瞳孔散大、对侧偏瘫、昏迷加深及生命征紊乱等典型脑疝症候群出现，以致延误病情，应该及早进行 CT 检查。另外，对小儿及老年人急性硬膜下血肿的诊断，应注意其临床表现各有其特点；小儿脑受压症状出现较早、较重，有时脑挫裂伤不重但脑水肿或肿胀却很明显，易有神经功能缺损，癫痫较多，预后较成人差，老年人因血管硬化、脑萎缩、脑的活动度大，故轻微头伤也可造成严重危害，故急性硬膜下血肿多属对冲性复合型血肿，常伴有脑内血肿，虽然脑水肿反应不像青年人重，但组织修复能力差，恢复慢，并发症多，死亡率亦高。

六、治疗

急性硬脑膜下血肿病情发展快，伤情重，尤其是特急性病例，死亡率高达 50%～80%，一经诊断，刻不容缓，应争分夺秒，尽早实施手术治疗。亚急性硬脑膜下血肿中，有部分原发脑损伤较轻，病情发展缓慢病例，亦可在严密的颅内压检测下或 CT 扫描动态观察下，采用非手术治疗获得成功。但治疗过程中如有病情恶化，即应该行手术治疗，任何观察、犹豫都是危险的。

急性硬脑膜下血肿手术后约有50%的病人有颅内压的升高，术后颅内压高于45mmHg的病人预后不良。CT扫描可以明确术后颅内压升高的原因，并作出治疗的选择。术后颅压升高的原因主要为脑组织受压后的脑水肿和原发性脑挫裂伤，应根据病人具体情况，采用非手术或手术治疗方法控制颅内压。

【手术治疗】

手术方法的选择须依病情而定，常用的手术方法包括：骨瓣开颅血肿清除术＋去骨瓣减压术、颞肌下减压术和钻孔冲洗引流术。钻孔冲洗引流术：根据CT显示血肿所在部位，行钻孔引流，若属术前来不及定位的紧急钻孔探查，则应按致伤机制及着力点，结合病人临床表现作出定位，然后按序钻孔。若属对冲性损伤应首先在颞前部钻孔，其次额部，然后顶部；若系直接冲击伤，则现在着力部，继而于对冲部位钻孔探查。发现血肿后，应将钻孔稍加扩大，以方便冲洗和消除血肿。如为液状血肿，又无活跃性出血时，可于血肿较厚的部位再多钻1～2个孔，然后经各孔间插管冲洗常可将血肿大部排出。此时，若颅内高压得以缓解，脑搏动良好，即可终止手术。于低位留置引流管一根，持续引流24～48小时，分层缝合头皮。骨窗或骨瓣开颅术：适用于血肿定位明确的病人；经钻孔探查发现血肿呈凝块状，难以冲洗排除者；于钻孔冲洗引流过程中有鲜血不断流出者；或于血肿清除后，脑组织迅速膨起，颅内压力又复升高者。均应立即扩大钻孔为骨窗或行骨瓣开颅，在良好显露的前提下，充分清除血肿及挫碎、糜烂的脑组织，妥善止血。必要时应行脑穿刺排除脑内血肿，并行脑室穿刺引流或行基底节池引流。术毕，如常缝合硬脑膜及头皮各层，硬膜外置橡皮引流24～48小时。若在清除血肿后，颅内压一度好转，旋又升高时，应于可能存在颅内多发性血肿的部位，试行钻孔及探查。特别是额、颞底部及脑内深部，必要时应借助于术中B型超声波行脑扫描检查。在确定无其他血肿后，可行颞肌下减压术或去骨瓣减压术，并应作脑室穿刺引流及/或小脑幕切开、脑基底池引流。仍有怀疑时，尚需行 CT 扫描检查或脑血管造影检查，以排除遗漏血肿或迟发性血肿的可能。颞肌下减压术：急性硬脑膜下血肿伴有严重脑挫裂伤脑水肿或并发脑肿胀时，虽经彻底清除血肿及糜碎挫裂的脑组织之后，颅内压仍不能缓解，脑组织依然膨隆时，则需行颞肌下减压或去骨瓣减压，必要时尚需将受累的额极和颞极切除，作为内减压措施。颞肌下减压术是一个传统的术式，作为急性脑挫裂伤伴硬脑膜下血肿清除后的减压手术，减压的范围已有所扩大，可达 8～10cm 直径但以不超过颞肌覆盖面为度。将颞肌自颅骨表面充分剥离后，咬除颞骨邻部及部分额骨和顶骨相邻部。然后星状剪开硬脑膜达骨窗边缘，止血后间断缝合颞肌，颞肌筋膜不予缝合，以便减压。分层缝合头皮，不放引流。一般多行单侧减压，如有必要亦可行双侧颞肌下减压。

骨瓣开颅血肿清除＋去骨瓣减压术：是目前临床治疗急性硬脑膜下血肿最常用的方法。有关手术的具体方法仍有争议。争议的焦点是骨瓣大小、硬脑膜是否缝合、颅骨是否保留等。去骨瓣减压术应严格掌握手术指征，不可随意弃去骨瓣。须知，大骨瓣减压后，由于脑膨出而造成的脑移位、变形及脑实质水分大幅流动紊乱等不良后果，早期可引起颅内迟发性血肿及局部水肿加重、脑结构变形、扭曲，增加神经缺损，后期尚可导致脑软化、萎缩、积液、交通畸形、脑积水和癫痫等并发症。大骨瓣减压的适应证为急性或特急性颅内血肿，伴有严重脑挫裂伤及/或脑水肿，术前已形成脑疝，清除血肿后颅内高压缓解不够满意，又无其他残留血肿时，弥散性脑损伤、严重脑水肿、脑疝形成，但无局限性大血肿可予清除时，术前双瞳散大、去脑强直，经手术清除血肿后颅内压一度好转，但不久又有升高趋势者。

对于慢性硬脑膜下血肿（＞3 周）出现占位效应，应该行颅骨钻孔引流术。通常术后 3 天者再除引流管。对于少数复发性血肿，硬脑膜增厚需开颅清除。

【非手术治疗】

急性、亚急性硬脑膜下血肿无论手术与否，均须进行及时、合理的非手术治疗，特别是急性血肿术后，尤为重要。虽有个别急性硬脑膜下血肿可以自动消散，但为数甚少，不可存侥幸心理，事实上仅有少数亚急性硬脑膜下血肿病人，如果原发脑损伤较轻，病情发展迟缓，始可采用非手术治疗。适应证为：神志清楚，病情稳定，生命体征基本正常，症状逐渐减轻；无局限性脑压迫致神经功能受损表现；CT 扫描脑室、脑池无显著受压，血肿在 30 ml 以下，中线移位不超过 10 mm；颅内压监护压力在 25mmHg 以下。

（侯立军　朱　诚）

第 4 章　外伤性脑内血肿诊疗

一、定义和概述

外伤性脑内血肿常合并有脑挫裂伤，有时候与同一部位的硬膜下血肿伴发，系外伤导致脑实质血管损伤出血积聚而成。目前对出血量多少诊断为脑内血肿并无统一标准。有人将出血病灶直径大于2cm、边缘锐利、密度均匀，即称之为脑内血肿。也有人武断地将出血量大于 30ml 称之为脑内血肿。脑内血肿常与广泛的脑叶挫裂伤合并，有时不易分辨，病灶出血量多少是定义血肿或脑挫裂伤的关键。若出血灶至少占整个病灶的 2/3 以上，均匀出血占位边缘清晰则为脑内血肿，其他则判断为脑挫裂伤。多发性脑内血肿约为20%。CT 应用以前，脑内血肿发生率有低至 0.6%的报告，应用以后发生率明显上升，有报告占头部外伤病人的 23%。根据美国颅脑创伤昏迷库资料，Marshall1991 年将颅脑外伤分类为弥漫性脑损伤和占位性脑损伤。前者又分为Ⅰ～Ⅳ级，后者又分为需手术治疗和不需手术治疗两类。弥漫性脑损伤Ⅰ级发生率 7%，死亡率20%；弥漫性脑损伤Ⅱ级发生率 24%，死亡率 14%；弥漫性脑损伤Ⅲ级发生率 21%，死亡率 34%；弥漫性脑损伤Ⅳ级发生率 4%，死亡率 56%。占位性病变分为硬膜下血肿，发生率 24%，死亡率50%，硬膜外血肿发生率 6%，死亡率 18%；脑内血肿发生率10%，死亡率 27%；而广泛脑挫裂伤发生率 3%。

几乎所有重型颅脑外伤和约 25%中度颅脑外伤，CT 可发现脑挫裂和小型脑内血肿，有统计约 25%开颅术针对占位性脑内血肿。小型脑内血肿及脑挫裂上通常不需要手术，除非有明显占位效应或颅内压增高，通常自行在 4～6 周后可吸收。有文献报道脑内血肿占所有颅内血肿的 20%。

二、发病机制和病理生理

脑内血肿系脑内血管（绝大多数为小型脑实质血管破裂）所致，多源自脑挫裂伤，故与脑挫裂伤分布一致，好发于额叶、颞叶，以其下部为主。2%病灶发生于基底节和内囊。

常见于作用力与头部接触面积较小的情况，如枪弹性伤、贯穿性损伤和凹陷性骨折。在一组 400 例凹陷性骨折病人，28 例发现颅内血肿，其中 61%系脑内血肿。病人常长期服用抗凝治疗增加脑内血肿发生几率，即便是轻度脑外伤。迟发性脑内血肿，外伤后首次 CT 阴性，伤后或手术后 24～72h 复查 CT 阳性。往往与临床症状恶化相关，约 19%重型颅脑外伤临床症状恶化 CT 复查发现有迟发性外伤性血肿，脑内血肿占 2/3 以上。脑挫裂伤在着力地或对冲伤部位，脑挫裂伤表现为混杂密度影，包含脑组织坏死、出血和梗死。多发性脑挫裂伤表现为“盐和胡椒现象”，脑缺血在脑挫裂伤的发病机制中起着重要作用，有监测提示脑挫裂伤周边 CBF 平均 (17.5±4)ml/100g/min，存在明显的低灌注现象。

三、外伤性脑内血肿的临床表现

颅内压增高：表现为原发性脑损伤后出现意识障碍和原发性昏迷，数分钟或数小时后意识障碍可以逐渐好转，甚至可以完全清醒；亦可持续昏迷状态。可以出现头痛、头晕、恶心、呕吐等一般症状。局灶性症状：不同部位的血肿可产生相应的症状和体征，如额叶血肿引发癫痫发作、偏瘫和失语；顶叶血肿出现感觉障碍；颅后窝血肿产生小脑症状和延髓麻痹等。脑疝症状，一侧血肿如位于颞叶表现偏侧天幕裂孔疝，天幕为患侧，表现为瞳孔散大、充血、光反应消失，对侧偏瘫，意识障碍和生命体征改变；双侧额叶脑内血肿可出现中央型天幕裂孔疝，表现为意识进行性恶化，双瞳散大，有时进展极快；小脑脑内血肿快速进展表现为枕大孔疝，病情危重，神经功能障碍，如失听、失读、失语和精神障碍等。

四、诊断与鉴别诊断

目前脑内血肿的诊断主要依赖于CT检查，方便快速，费用也低廉。绝大多数脑内血肿表现为高密度占位性病变，以额叶、颞叶常见，外伤后CT检查容易发现，脑内血肿呈圆形或不规则形，均匀的高密度影边缘清晰，周围常有脑挫裂伤或水肿带包绕，CT值为50～100Hu，有时可表现为多发性脑内血肿或合并其他脑外血肿。脑内血肿体积较大时，可使脑室受压变形，中线结构移位，基底池受压或闭塞，此时往往提示伴随颅内压增高。亦有脑深部血肿可破入脑室。创伤性脑内血肿区别于自发性出血的特征可有：合并脑挫裂伤，伴颅骨骨折，副鼻窦液气平面。

MRI不同时期的出血或血肿的信号强度各异，同一时期血肿的不同层次的信号强度也可不同，而不同层次的信号强度又与血肿的大小有关。超急性期外伤性脑内血肿（6h之内的血肿）表现为T_1W等或略低信号，T_2W高信号，与一般液体的信号特征相仿，主要为细胞内非顺磁性的氧合血红蛋白所致。急性期外伤性脑内血肿（出血后6～24h）表现为T_1W等信号（有时也可为略低信号），T_2W低信号（周围水肿带为高信号）。亚急性早期外伤性脑内血肿（出血后数天），由于细胞内去氧血红蛋白氧化为高铁血红蛋白，故呈现为T_1W高信号（因氧化先发生与血肿周围，故血肿中央部分仍为等信号），T_2W低信号（其周围水肿带仍呈高信号）。亚急性晚期外伤性脑内血肿（出血后数天至数周），由于红细胞膜破裂（溶血），高铁血红蛋白处于细胞外，以致T_1W和T_2W均为高信号。慢性外伤性脑内血肿（出血后数周到数月），细胞外高铁血红蛋白进一步分解为铁蛋白和含铁血黄素（集聚于血肿周围包膜的巨噬细胞内）由于其磁化率效应，故血肿周围一带为T_1W低信号（中央仍为高信号），有时T_2W血肿周围信号低也可略低。血肿愈合之后，T_1W和T_2W均显示为以局限性或裂隙带（胶质增生）。MRS和DTI检查可提供脑组织代谢信息和深部结构如传导束损害的信息。

五、治疗

脑内血肿治疗的基本原则同其他颅脑外伤，如下：充分复苏，确保 ABCs，避免低血压，至少维持收缩压 90mmHg，保证 PaO_2＞60mmHg，保证颈静脉回流通畅，患者头高脚低 30～45 度。维持 $PaCO_2$ 35～40mmHg，不建议使用预防性过度通气；过度通气可作为颅内压增高的临时控制手段。复苏液体首选生理盐水，除非患者处于低血糖状态，葡萄糖液应予避免，避免使用低渗性液体。维持患者体温在正常水平。给予适度镇静，避免患者处于躁动状态，可选用短效药物如米唑安定或丙泊酚，以利于评估神经系统功能状态。维持电解质稳定和适当的血浆渗透压，避免异常的高血糖和低血糖。评估和纠正患者凝血功能异常。适度的营养支持，在伤后的 5～7 天内提供充分的热卡和蛋白质。脑内血肿同样早期预防使用抗癫痫药物。伴颅内压增高患者可给予甘露醇或高渗盐水进行渗透性治疗，维持适当的高渗透压水平，以期达到适度的 ICP 控制，减少并发症的发生。不主张使用皮质类固醇激素，除非患者创伤后出现皮质类固醇激素水平低下。脑内血肿患者评分≤8 分，均应予以颅内压监测，有利于手术时机的把握，患者的 ICP 控制在 20 mmHg 以下，CPP60～70 mmHg 作为目标治疗。

现在最大的争议在于哪些患者可从手术中获益，及手术时机和方法。手术治疗好处：清除颅内血肿所产生的占位效应。缺陷在于血肿边缘区分困难，易损伤周围脑组织。是否手术取决于医师的判断，必须考虑以下因素：血肿量的大小和部位，CT 扫描显示血肿占位效应情况，颅内压增高的程度及控制效果，患者的神经功能检查情况（如进行性恶化）。

尽管一部分 ICP 正常的患者可出现迟发性病情恶化，但 ICP 还是重要的参考值。如 ICP 升高至 25～35mmHg 的脑内血肿应予清除。如患者进行性神经功能恶化或处于恶化风险则能从手术中受益。

《2006 年美国颅脑外伤手术指南》提出：何种情况需要手术开颅，目前无前瞻性对照研究（RCTs）结果支持，仅系Ⅲ级证据。

外伤性脑实质病变（包括外伤性脑内血肿）的手术指南阐述如下：

【手术指征】

1. 脑实质占位性病变（包括脑内血肿）患者与脑内占位相关的进行性神经功能恶化或顽固性颅内压增高，或头CT提示占位效应明显，则建议手术。

2. 额叶或颞叶脑挫裂伤伴血肿大于20ml，中线移位大于5mm，和/或CT示基底池受压或消失，GCS6～8分的患者应予手术；任何脑内血肿大于50ml的患者均应手术。

3. 脑内血肿神经功能稳定，ICP控制良好，CT未见明显占位效应宜采用非手术治疗。但需严密监测和动态CT扫描。

【手术时机和方法】

推荐开颅血肿清除术清除符合上述手术指征的局灶性血肿，要求尽快手术；弥漫性脑水肿导致颅内压增高可选择48小时内双额去骨瓣开颅减压手术，减压手术包括颞肌下减压、颞叶切除术，有时可选用大脑半球切除减压作为顽固性颅内压增高、弥漫性脑实质损伤，临床或影像学提示天幕裂孔疝证据的患者的治疗选择。

后颅窝占位（小脑血肿）的手术指征：

1. CT显示明显占位效应或与占位相关神经功能恶化的患者应予以手术治疗。CT占位效应是指第四脑室扭曲、移位和闭塞，基底池受压或闭塞，或出现阻塞性脑积水。

2. CT无明显占位效应和无神经功能不全征象，可予严密观察和动态CT扫描。有手术指征患者应尽快清除血肿，因为患者可快速病情恶化，最终影响预后。

《2003年美国婴儿、儿童、青少年重型颅脑外伤救治指南》同样没有Ⅰ和Ⅱ级证据仅有Ⅲ级证据供参考，表述如下：

婴儿、儿童、青少年脑实质病变（脑内血肿）的手术指征：

1. 重型颅脑外伤伴弥漫性脑肿胀，非手术治疗不能控制的颅内压增高患儿宜采用大骨瓣减压开颅术。

2. 被虐待婴儿和儿童致重型颅脑外伤合并颅内压增高宜采用大骨瓣减压开颅术。

3. 大骨瓣减压开颅术特别适用于顽固性颅内压增高的重型颅脑外伤，其损伤存在潜在可恢复性。在广泛的继发性脑损害患者疗效相对较差。伤后 48 小时因 GCS 评分下降或/和进行性脑疝综合征患儿预后较好，而 GCS 评分 3 分无改善患儿预后差。

Choksey 报告在一组 202 例外伤性脑内血肿病例中，回归分析发现血肿量大于 16ml 的患者 GCS 评分与血肿量相关，手术可改善其预后。Mathiesen 分析 HIF－2 数库中单一脑内血肿的患者资料，以下情况可从手术获益：①任何血肿＞50ml；②血肿＞20ml 有影像学占位效应（如基底池受压，或中线移位＞5mm）；③颞叶脑挫裂伤伴血肿，CT 有占位效应。强调应在神经功能恶化前手术，有利于患者恢复。Katayama 对照研究额叶挫裂伤伴血肿患者，其 ICP 顽固性增高，开颅手术清除血肿和挫裂伤组死亡率 22%，而非手术组 88%。

小型脑内血肿的外科治疗更富有争议，如患者血肿量小、CT 无占位效应、神经功能稳定、颅内压控制良好，当行非手术治疗。不得已行大骨瓣减压术，往往合并脑肿胀，存在顽固性的 ICP 增高。手术目的是降低 ICP，减少脑顺应性，维持脑灌注压。其技术要点：去骨瓣减压，硬膜减张缝合。Guerra 前瞻性报告 ICP 控制不佳时采用去骨瓣减压，效果良好，但其缺陷系所设对照为文献报道结果。Polin 对 Marshall CT 分级为弥漫性损伤Ⅲ级患者伴顽固性 ICP 增高时行大骨瓣减压手术（病例—对照研究），对照组来源于颅脑创伤昏迷库资料，对年龄、性别、入院时 GCS 评分、术中及术后最高 ICP 值进行配对，结果提示手术组死亡率及病残率明显较对照组低。术前 ICP 小于 40mmHg 手术时间在伤后 48 小时内患者尤为显著。目前正在进行的 RCTs，包括 RESUEicp 和 DECRA 可能会给出结论，提供Ⅰ级或Ⅱ级证据。婴儿、儿童、青少年重型颅脑外伤救治指南关于大骨瓣减压的论点如下：Cho 前瞻病例对照研究显示被虐儿童重型颅脑外伤早期去骨瓣减压结合药物治疗能降低死亡率和改善预后。

Taylor 报告前瞻对照研究重型颅脑外伤儿童伴顽固性颅内压

增高早期大骨瓣减压，能降低ICP，改善预后。尽管系RCT研究，但病例数少（仅27例），仍归类到Ⅲ级证据。

脑内血肿和/或大骨瓣减压术前准备包括，血液检查：①交叉配血（>2单位浓缩红细胞）；②凝血检查：凝血酶原时间、活化部分凝血活酶时间（APTT）、血小板；③血气分析；④血常规、电解质。胸片、颈椎片（或颈椎保护）。手术知情同意。留置导尿。二路周围静脉或一路周围一路中心静脉（CVP>5cmH_2O）。动脉插管，双眼球保护，气管插管保护；双下肢弹力袜防深静脉血栓（Deep Vein Thrombosis，DVT）；抗生素和抗癫痫药。如术前已出现脑疝或脑疝逼近，则建议大剂量甘露醇（1.0～1.4g/kg体重），血压偏低可用高渗性盐水，同时采用短暂过度通气$PaCO_2$ 25～30mmHg，可改善预后。

六、迟发性创伤性脑内血肿

迟发性创伤性脑内血肿（DTICH）是指创伤后数小时至数日内出现而在首次CT扫描未发现的脑内血肿，是头部外伤后继发神经功能恶化的常见原因。根据CT表现，DTICH可分为四种类型：①大型血肿在首次CT扫描已然出现，复查仍进展；②小型或中型血肿体积变大；③在首次CT扫描上未见任何异常的部位，再次CT扫描出现血肿；④血肿出现在异常区域［指脑挫裂伤，盐椒现象区域（salt and pepper zone）］。DTICH有关的危险因素包括：性别为男性、老年人、存在凝血功能异常、创伤严重程度重、低血压状态、受伤和首次CT扫描时间间隔越短则DITCH发病率越高。DITCH可见于各型颅脑外伤，但重型颅脑外伤更为常见。DITCH可出现伤后数小时、数天乃至于数周，一般以伤后24～72h多见。当患者伤后病情稳定或改善过程中突然出现病情恶化或病情不能改善，ICP监测时出现异常的ICP增高，则应复查头颅CT，排除DITCH。偶然有患者病情稳定，ICP没有异常，CT随防出现DITCH的情况。DITCH形成可能机制包括DIC相关血管异常、纤溶亢进、细胞损伤、pH改变导致血管壁损伤，损伤直接致血管壁薄弱破裂，DITCH亦可继发脑外血肿清除减压后，所谓的填塞效应消失以后。其主要预防措施为及时监测创伤性凝血病并及时纠正之：新鲜冰冻血浆可提供凝血底物；纤维蛋白原低下可输注冷沉淀；血小板减少（尤其低于5万）及时输注单采血小板；必要时给予凝血因子Ⅶ。颅内压不高时避免使用甘露醇。维持合理的平均动脉压和脑灌注压。注意手术时的分步减压技巧。强调在有适应证患者使用颅内压监测技术和规则复查CT，以期及时发现处理DTICH，改善患者预后。

七、创伤性基底节血肿

创伤性基底节血肿（TBGH）发生率约占重型颅脑外伤的3%，一组尸体解剖资料提示：TBGH占致死性头部外伤的10%，绝大多数该类血肿直径小于2cm。TBGH病理机制是由于加速/减速力作用下深部血管的剪切伤所致，而单纯的TBGH预后较好。TBGH伴随ICP增高病例的88%预后不佳，而不伴ICP增高则50%预后不佳（即死亡，植物状态，重度残疾者概念）。

八、外伤性脑内血肿预后影响的相关因素

如下表。

外伤性脑内血肿预后影响的相关因素

颅内因素	颅外因素
血肿（病变）类型，如伴发脑挫裂伤	年龄
血肿部位	GCS评分
血肿体积	低血压、低氧血症
伴随tSAH	瞳孔反应情况
中线移位	脑干反射
周围水肿	凝血功能
伴发脑梗死、弥漫性轴索损伤（DAI）	颅内高压的情况及治疗进程

（高　亮　周良辅）

第5章 后颅窝血肿诊疗

一、概述

后颅窝血肿（也称颅后窝血肿），远较幕上血肿少，在颅脑损伤中发生率为2%～5%，占颅内血肿的2.6%～2.7%。血肿一般在枕下部直接着力处颅内发生。

各类型颅内血肿都可以发生在后颅窝，以硬脑膜外血肿多见，硬脑膜下血肿少见，小脑内血肿更少见（图5-1）。

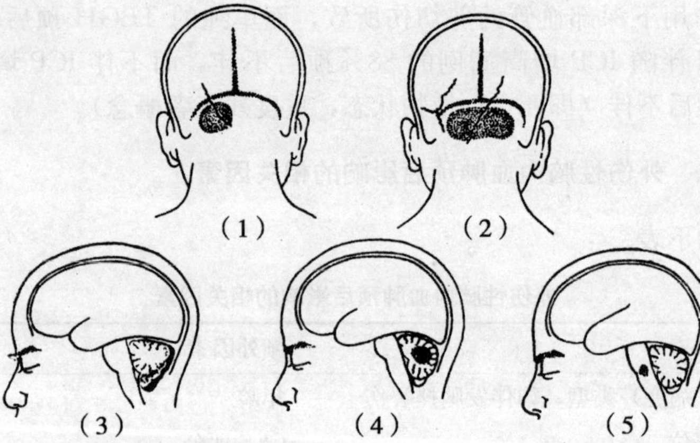

图5-1 各型后颅窝血肿（示意）

（1）单侧硬脑膜外血肿；（2）双侧硬脑膜外血肿；（3）硬脑膜下血肿；（4）小脑血肿；（5）脑干血肿

根据出现症状的早晚，后颅窝血肿可分为急性、亚急性和慢性三种。与幕上血肿不同，后颅窝血肿发生亚急性型和慢性型者居多，原因可能是出血来源多为静脉，出血速度慢，另一方面缺乏典型的临床特征，难被发现。

二、发病机制和病理生理

后颅窝血肿几乎都由枕部着力，头颅直接受到冲击所致，并且大多数枕部头皮有擦伤和青紫、肿胀，常伴有枕骨骨折，骨折线常跨越和撕裂窦汇或横窦、乙状窦、窦枕，导致硬膜外血肿；出血源也可来自乳突后导静脉及板障静脉、脑膜后动脉等。硬脑膜下血肿主要来源于小脑表面的血管或注入横窦的静脉破裂，亦可来源于横窦和窦汇的损伤。小脑内的血肿多因小脑半球挫裂伤而引起。

因出血来源不同，在后颅窝形成血肿的部位有所不同，单侧多见，双侧较少见。血肿有的接近横窦，有的靠近枕骨大孔。巨大的血肿可以弥漫于整个后颅窝的背面，有的硬脑膜外血肿可上达小脑幕以上，称为幕上下骑跨性血肿；后颅窝血肿约有 1/3 合并有颅内其他部位的血肿，以对冲部位的额叶底部和颞叶底部硬脑膜下血肿多见，称复合型血肿（图 5-2）。

后颅窝空间狭小，出血量达 10ml，即出现明显的神经症状。随着出血量增多，颅内压显著升高，容易造成枕大孔疝和小脑幕切迹上疝，表现为颈神经受刺激，颈部肌肉强硬，即角弓反张；中脑受牵拉，动眼神经麻痹。严重者，延髓受压，呼吸功能衰竭。

三、临床表现

（一）颅内压增高症状

后颅窝血肿，致颅内压增高，进而影响脑脊液循环，致颅内压更明显上升，恶性循环。后颅窝血肿较早出现症状，表现为剧烈头痛，频繁呕吐，躁动不安。亚急性或慢性血肿病例，眼底检查可发现视神经乳头水肿。

（二）小脑受压体征

清醒病例，伴随进行性意识恶化，小脑体征常常检出，如眼球震颤、患侧肢体共济运动失调等。昏迷病人，小脑体征不易查出。

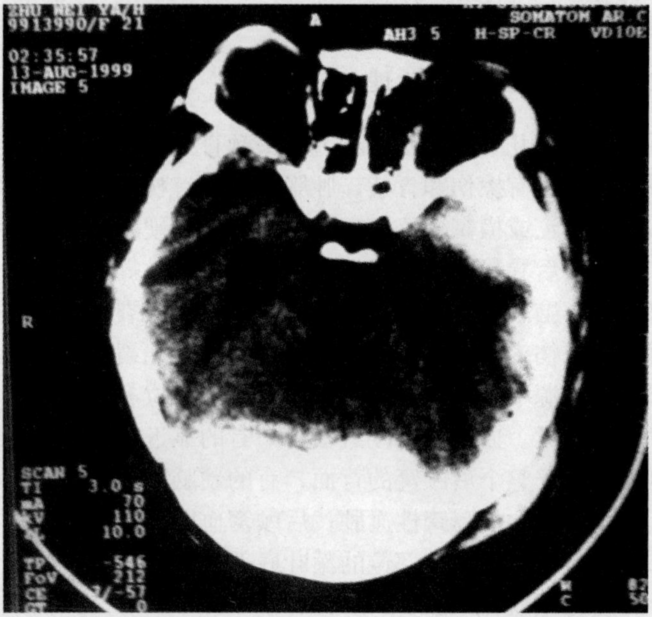

图 5-2　后颅窝双侧幕上下骑跨性血肿并幕上左颞硬膜下血肿（CT）

（三）意识障碍

如伴有原发脑干损伤或严重的弥漫脑损伤，表现为早期意识障碍。如脑干和幕上脑损伤不重，后颅窝血肿继发形成，则伤后早期逐渐出现意识障碍。硬脑膜外血肿，多有中间清醒期；硬脑膜下血肿和脑内血肿原发性脑挫裂伤较重，故有中间清醒期者少见。

（四）脑干受压体征

脑干受到刺激或压迫后出现交叉性瘫痪、双侧锥体束征、去皮层状态和去大脑强直，呈深度昏迷。同时会有其他枕骨大孔疝表现，如：颈部肌肉强直，强迫头位，角弓反张；脉搏、血压不稳；双侧瞳孔大小不等，形状不规则，眼球分离、同向偏斜等。延髓受压越严重，呼吸越不规则，形成枕大孔疝危象，甚至出现陈氏呼吸，直至呼吸衰竭。

（五）辅助检查

1. 颅骨X线平片

颅后窝血肿病例约有80%发现枕骨骨折，多为线形，但亦有凹陷或粉碎性者。骨折线可跨越人字缝，向上延及顶骨，向下可达枕骨大孔后缘。如果骨折线恰巧通过人字缝或矢状缝，可看到该骨缝的分离。

2. 头颅CT

脑内血肿，小脑深部显示团块状高密度影。急性或亚急性硬脑膜外，后颅窝骨板下出现“双凸透镜”型高密度影；急性硬脑膜下血肿，脑表面显示“新月”型高密度影。第四脑室变形、移位，或消失。骨窗位可见纵贯横窦和窦汇的骨折线。

3. 头颅MRI

了解后颅窝脑干、小脑的出血情况，对脑组织和颅内血肿恢复期变化可良好显示。

四、诊断与鉴别诊断

【外伤病史】

详细了解外伤情况，根据意识状态和生命体征，初步评估伤情。生命体征不稳定，呼吸道不通畅，有身体其他部位活动性出血者，应就地止血处理，通畅气道，维持循环稳定。而后妥善送至相应医院，行专科诊断和处理。头皮损伤情况，有助于判断头颅着力点和预测颅内情况，如枕部头皮有挫伤、裂伤或皮下血肿等，大多伴有枕骨骨析，并可能伴发硬膜外血肿。

【动态观察】

依据枕部外伤，骨折线经过横窦，伤后出现中间清醒期或意识障碍加重以及有躁动，明显头痛、呕吐等颅内压增高症状，以及特有的强迫头位等应考虑可能有后颅窝血肿；如出现小脑症状，更有助于诊断。不同血肿各有特点：急性血肿时，常出现意识障碍急剧恶化和延髓受压的表现；亚急性血肿多表现为颅内压增高并伴有脑干及小脑进行性受累的体征。慢性血肿时则出现类似后颅窝肿瘤的症状。对枕部着力的患者，幕上血肿清除后症状不见缓解或减轻后又加重者，应想到有继发后颅窝血肿的可能。由于后颅窝血肿病情变化多很急剧，可以突然发生枕大孔疝，出现呼吸停止，故对颅脑损伤患者，应动态复查头颅 CT，不要等待典型症状出现后再处理，以免延误治疗时机。后颅窝骨性结构不规则、厚薄不一，CT 可出现伪影，应予鉴别和排除。

五、治疗和预后

【现场和急救】

监测和纠正生命体征，维持心血管系统稳定；呼吸不好的患者，可行紧急气管插管，通畅呼吸道。及时后送，行头颅 CT 以明确诊断。

【非手术治疗】

后颅窝薄层硬膜外或硬膜下血肿，或小脑内小血肿灶（10ml 以下），神志清醒，呼吸规律，可在严密生命体征和意识监测下行保守治疗，予甘露醇、呋塞米脱水，适量激素以提高应激能力；如呼吸困难，可行气管插管。切忌腰穿释放脑脊液降压，因可诱发枕大孔疝的形成。

【手术治疗】

1. 手术时机　诊断一旦确定，应尽早进行手术，特别是脑干受累严重，出现呼吸减慢或呈潮式呼吸时，更应分秒必争。即或伤员已处于危重状态，如能迅速将血肿清除仍有好转甚至治愈的可能。术前呼吸停止的颅后窝血肿，经积极手术，仍有获得痊愈的报道。

2. 手术方式　后颅窝旁正中入路（图 5-3）或正中入路，血肿清除，硬膜敞开，去除骨瓣；术前枕大孔危象者，手术可彻底打开枕大孔后缘，甚至咬开环椎后弓，实现延颈髓区域的彻底减压，常获得良好效果，此谓枕下减压术。横窦骑跨性血肿，应作幕上下骨瓣开颅探查（图 5-4）；伴有复合型血肿者，根据 CT 和患者神经体征和症状，采取“致危最重者予以先处理”的原则，即危害最大的血肿，先行清除。

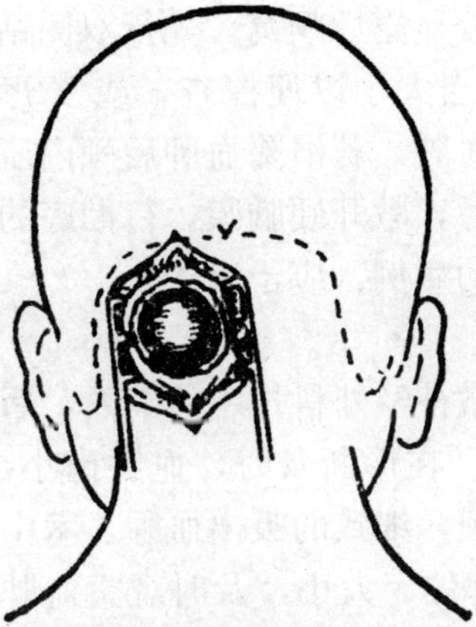

图 5-3　颅后窝单侧血肿

手术切口（示意）

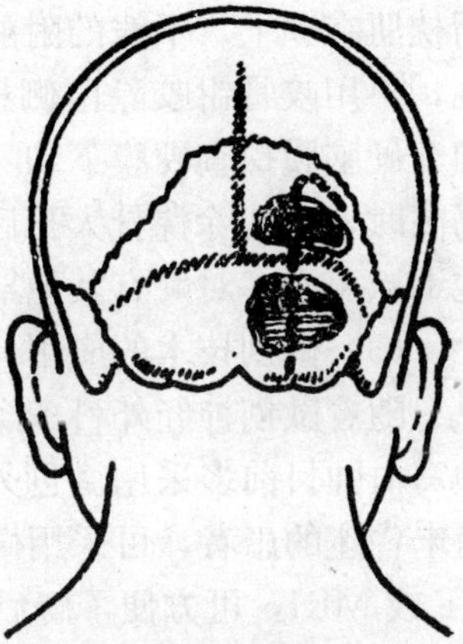

图 5-4　跨横窦幕上下血肿

手术切口（示意）

（1）单侧后颅窝探查术

选用气管内插管全身麻醉。病人采侧卧位，患侧居上。在枕外粗隆至乳突后缘连线 1/2 处，作纵行切口，切开时应尽量避免损伤枕大神经，但枕动脉往往横过切口，应予结扎剪断。用电刀将枕下肌肉沿皮切口切开，向两侧将枕骨上肌肉分开，用乳头牵开器牵开，暴露术区，通常可看到横行或纵行骨折线，然后在骨折线附近钻孔探查，确认血肿后扩大骨窗、清除血肿。如属幕上下骑跨型硬膜外血肿，即需向幕上扩大骨窗，以利血肿清除。若系硬膜下和（或）小脑内血肿，则应切开硬膜清除血肿和挫碎的脑组织。如果血肿排除后颅内压仍不能满意缓解时需行枕下减压术。考虑到多发性血肿的可能，尤其是幕上额、颞前端的对冲伤部位，应以 CT 证实，作相应处理，不可疏漏。

（2）双侧后颅窝探查术

适于双侧后颅窝血肿。麻醉与体位同上。手术采取枕下正中入路，经枕后颈中线切开，上起枕外粗隆、下至颈 4 棘突，严格沿项中线项韧带（白线）进入，则切口出血少。将枕下肌肉自骨面向两侧剥离，牵开器牵开，暴露颅骨。在儿童甚易分离，成年人常须切断枕肌在项上、下线的附丽缘，才能充分显露后颅窝。先行双侧钻孔，再用咬骨钳咬除两侧枕骨鳞部至适当大小以便探查，或 Y 形切开硬脑膜探查硬膜下和（或）小脑内血肿。若清除血肿后颅内压仍高时，应切除枕骨大孔后缘及环椎后弓，敞开硬脑膜，行彻底的枕下减压术。对疑有其他部位多发血肿的病例，应予以探查。

（3）微创技术的应用

随着微创神经外科理念的普及和显微神经外科技术的娴熟，后颅窝血肿目前多采用微创外科手段处理。在诊断及时，血肿尚小，尚未昏迷的患者，可采用微孔或微创开颅，细致的吸出血肿。术中 CT 或 MRI，可方便了解后颅窝血肿的部位、大小，及时观察血肿变化。及时诊断和微创手术，还可做到血肿清除后骨瓣复位，减轻了手术创伤，大大降低了并发症，显著提高的治愈率。

【预后】

单纯性后颅窝血肿，如能早期诊断，及时处理，一般预后较好，尤其以硬膜外血肿手术效果理想。伴有严重脑挫裂伤或其他部位血肿时，则预后较差。如贻误手术时机，后颅窝血肿进行性发展，出现小脑扁桃体疝，导致中枢性呼吸、循环衰竭，病情较为险恶，病死率明显升高。

（贺晓生　费舟　章翔）

第 6 章　脑挫裂伤诊疗

一、概述

颅脑创伤后脑组织的器质性损伤，称为脑挫裂伤，系原发性颅脑损伤的主要类型之一，是脑挫伤和脑裂伤的总称。脑挫伤只是脑组织表面的伤灶，表现为散在的点状出血，可合并有静脉淤血和脑组织的水肿，但脑组织整体的连续性仍然保存；脑裂伤有软脑膜、血管和脑组织的破裂，甚至大块脑组织离断。临床上脑挫伤和脑裂伤往往难以严格区分，脑裂伤者必然合并有程度不同的脑挫伤，而脑挫伤者也可能伴随不同程度的脑裂伤存在。因此临床实际中，通常将二者合并称为脑挫裂伤。

依据损伤的范围，可将脑挫裂伤分为局灶性和广泛性，但二者的界定没有统一的量化标准。一般认为挫裂伤局限于一个脑叶的一至两个部位者，称之为局灶性（图 6 - 1）；而挫裂伤位于一个脑叶的两个以上不同部位，或者≥两个脑叶同时存在者，称之为广泛性（图 6 - 2）。

单纯性脑挫裂伤者少见，多合并有蛛网膜下腔出血（Subarachnoidal hemorrhage，SAH），也可合并有颅骨骨折（图 6 - 3）。脑挫裂伤灶有程度不同的脑血管破裂出血，这些出血点如果进展性扩大，则可引起继发性脑内血肿或/和硬脑膜下血肿、多发性血肿，加重原发性脑损伤（图 6 - 4）。

脑干伤和弥漫性轴索损伤，属于脑挫裂伤的特殊类型，其临床表现和诊疗有特殊性，相关内容详见第八章和第九章。

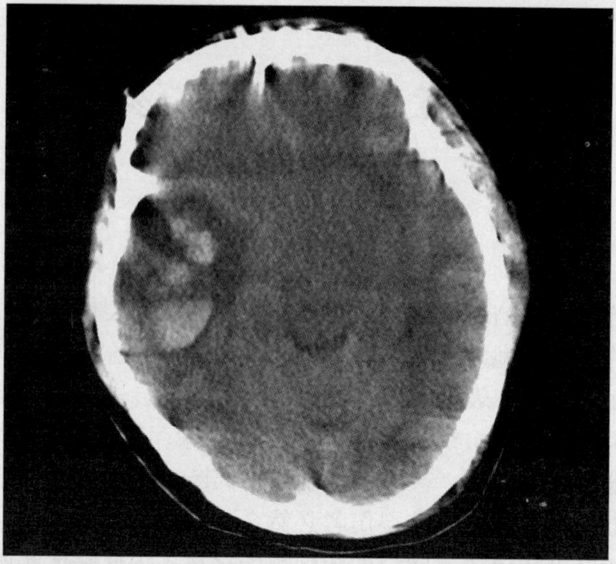

图 6-1　右颞叶局灶性脑挫裂伤，环池显示不清

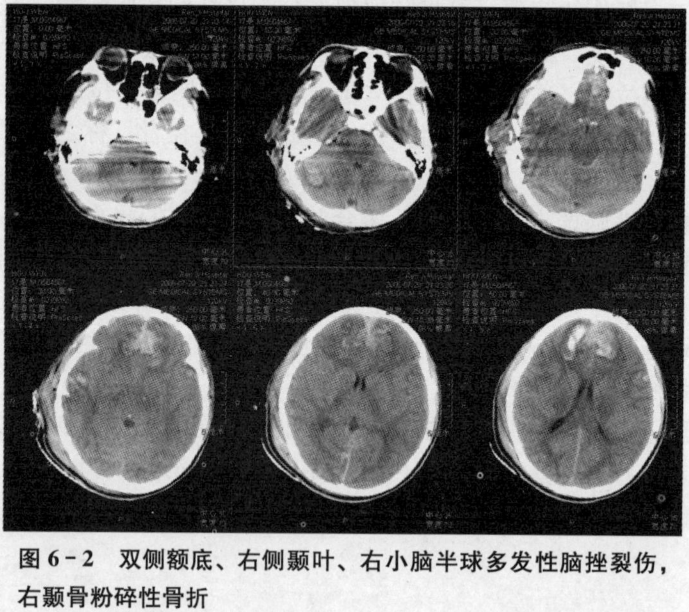

图 6-2　双侧额底、右侧颞叶、右小脑半球多发性脑挫裂伤，右颞骨粉碎性骨折

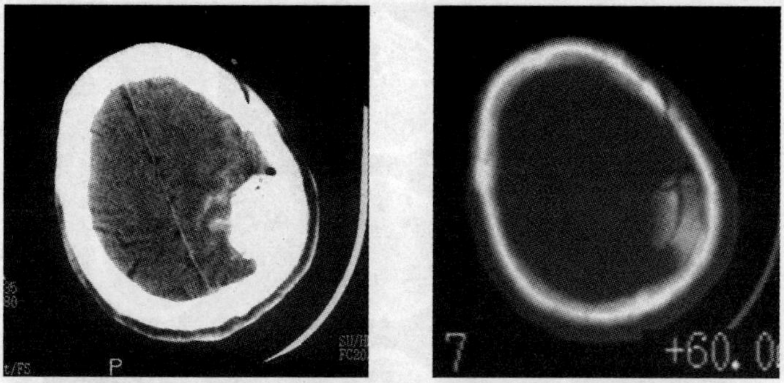

（1）脑窗片　　　　　　　　（2）骨窗片

图 6-3　左顶粉碎、凹陷性骨折伴局部脑挫裂伤

二、受伤机制和病理变化

脑挫裂伤的严重程度与受暴力的大小成正比。加速性损伤时，暴力打击处颅骨变形或发生骨折，造成相应部位及其附近脑组织损伤，常为局灶性损伤。减速性损伤时，脑挫裂伤常发生于远离冲击点的部位，特别在其对应点，造成对冲性广泛性脑挫裂伤。以枕顶部着力时，对侧额极、额底及颞极的广泛损伤最为常见。枕顶部着力时，头颅骨突然静止，脑组织在颅内相对运动。对侧额极、颞极撞击于颅前窝前壁和蝶骨嵴而致伤；又因额骨眶板表面粗糙不平，易造成移动的额叶底面因摩擦而造成损伤。

脑挫裂伤多发生于脑表面的皮质，呈点片状出血。脑挫裂伤的病理变化，大致可分为三期：

（一）早期：伤后数日内脑组织以出血、水肿及坏死为主要变化。肉眼可见脑回突起的顶端有点片状出血，软脑膜、血管和脑组织可同时有破裂。破裂的程度与损伤的程度成正比。脑组织的出血、水肿和坏死变化常呈楔状，基底部向皮质表面而尖端指向白质。脑水肿在 3～7 天内发展到高峰，脑水肿严重者颅内压明显增高或脑疝，因脑疝致死者常在此期内；脑水肿较轻者，以后逐渐消退，颅内压随之下降，临床症状逐渐改善。此期镜下可见脑组织出

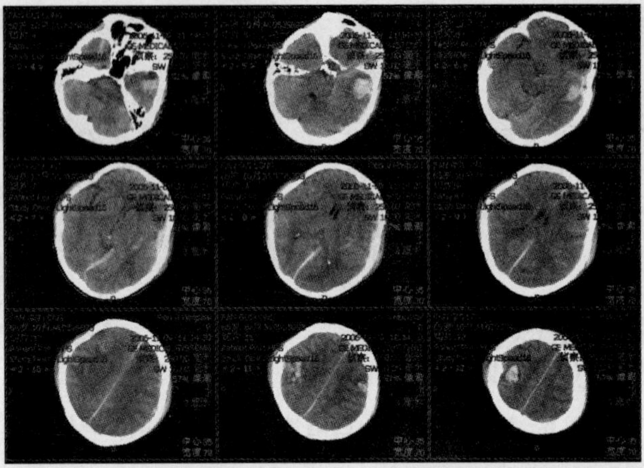

（1）伤后4h CT扫描显示右额顶、左额颞多发性脑挫裂伤，右顶凹陷性骨折伴多处SAH

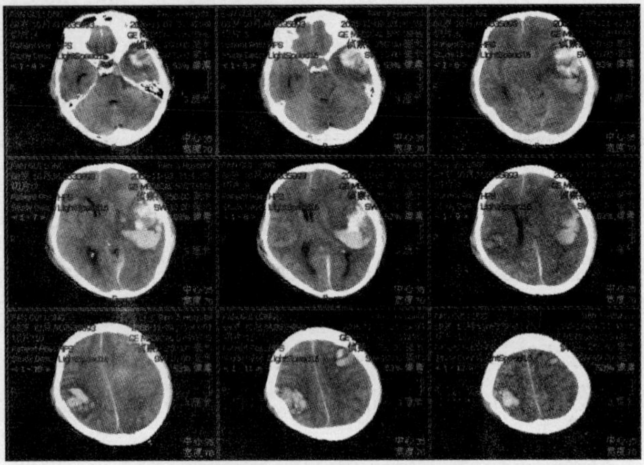

（2）伤后14h CT扫描显示多发性脑挫裂伤灶出血进展融合成脑内血肿，中线结构向右偏移

图 6-4　冲击伤和对冲伤引起多发性脑脑挫裂伤，出血进展性扩大

血；脑皮质分层不清或消失；神经细胞大片消失或缺血性变，神经轴索肿胀、断裂及崩解为粒状，髓鞘脱失，星形细胞变形，少枝胶

质细胞肿胀，血管充血水肿，血管周围间隙扩大等。

（二）中期：伤后数日至数周，损伤部位逐渐出现修复性变化。可见损伤严重区域脑组织液化，出血灶呈紫黑色，周围组织内小出血点因血色素分解为含铁血黄素而变为铁锈色斑。水肿液化坏死区由瘢痕组织修复，蛛网膜因出现机化增厚并与脑组织粘连。此期显微镜下变化显示皮质内有大小不等的充血、损伤区皮质结构消失，在坏死和退行变的神经细胞周围出现卫星现象，伤灶逐渐出现小胶质细胞增生形成格子细胞，吞噬崩解的髓鞘细胞碎片，星形细胞增生肥大，少枝胶质细胞亦增生肿胀。血管旁常有中性多核细胞渗出及小圆细胞浸润。较大伤灶，则由肉芽组织参与修复过程。

（三）晚期：脑挫裂伤经数月、数年，其伤灶脑回软化呈低密度萎缩状（图 6-5），脑膜增厚形成瘢痕并与萎缩脑组织粘连，影响蛛网腔下脑脊液循环以及造成回吸收障碍时，形成外伤后脑积水。伤灶小者仅留瘢痕，巨大者形成含脑脊液的囊肿。此囊肿可刺激皮质而发生外伤后癫痫。

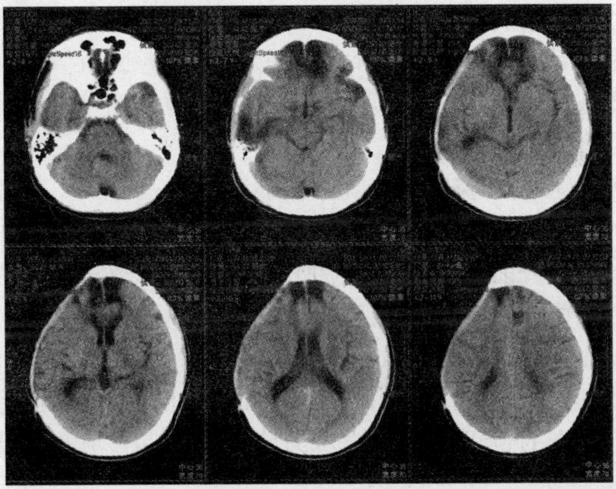

图 6-5　伤后 1 年脑挫裂伤处变为低密度软化灶（与图 6-2 为同一患者）

三、临床表现

（一）一般症状

1. 意识障碍　脑挫裂伤病人意识障碍一般比较显著，而且是衡量脑损伤轻重的客观指标。其持续的时间和深度与损伤的部位、范围和程度有关。轻者持续数十分钟或数小时，重者可持续数日、数周或更长时间，有的甚至长期昏迷。广泛脑挫裂伤病例由于昏迷时间较长，有时须注意与原发脑干损伤相鉴别。

2. 头痛　头痛是最常见的症状，病人清醒后即感头痛、头晕。由于伴有 SAH 及不同程度的脑水肿，故头痛的程度较重，在意识障碍不深的病例可因头痛出现躁动不安。头痛局限于头部的某一部位（多在受伤部位或额、颞部位）亦可为全头性头痛，在伤后第 1 周内最为明显，以后逐渐减轻。头痛性质多为钝痛、胀痛、跳痛，可为持续性亦可为间歇性，前者多于后者。头痛也可因震动、强光及噪声等因素的影响而加重。当并发颅内血肿时，病人的头痛呈进行性加重并伴有意识障碍的加深。

当脑挫裂伤病人度过急性期以后，如头痛持久不愈，常与头皮与骨膜出血粘连，脑膜与脑粘连或瘢痕形成，脑血管运动功能紊乱，脑脊液循环障碍颅内压力增高，头痛型癫痫等因素有密切关系，需注意鉴别。

3. 恶心呕吐　脑挫裂伤病人伤后呕吐约占 54%。早期的恶心呕吐，可由外伤时第四脑室底部呕吐中枢受脑脊液的冲击，SAH 对脑膜的刺激或前庭系统受刺激所引起；有的病例尚可因颅底骨折时咽下去的血性液体对胃黏膜刺激所致。呕吐一般随着脑水肿的逐渐消退及血性脑脊液的吸收而逐渐减轻。如果急性期已过而呕吐依然不止或频繁呕吐时，表明病情在恶化，如颅内血肿形成或颅内感染等原因，有的也可由于颅内压力降低而引起，应提高警惕寻找原因。

4. 瞳孔变化　较轻的脑挫裂伤病人瞳孔多无变化。在颅脑外伤的瞬间，由于脑部受到强烈的刺激可出现很短暂的瞳孔散大（多为双侧性），很快恢复正常，表示脑皮质和自主神经没有持久的损害。有下列情况可引起瞳孔的不同改变，应加以鉴别。

两侧瞳孔不等大，多有器质性损害。如伤后立即出现一侧瞳孔散大，对光反应迟钝或消失，但不伴有显著的意识障碍和肢体运动障碍，大都为脑挫伤合并动眼神经损伤或颅底骨折累及动眼神经所致；一侧瞳孔散大，对光反应迟钝或消失，并伴有意识障碍进行性加重及对侧肢体偏瘫者，是小脑幕切迹疝表现，为严重脑水肿或严重颅内血肿引起，此种情况必须明确诊断，以便紧急处理；眼眶外伤，视神经损伤也可引起一侧瞳孔散大，但散大侧的间接对光反应常存在，以资鉴别；合并颈部损伤时，可出现同侧瞳孔缩小，这是由于交感神经受损的表现称为 Horner 征。

下列情况下可出现双侧瞳孔变化：①脑挫裂伤伴随严重的 SAH 时，可由于双侧动眼神经受刺激而出现双侧瞳孔对称性缩小；②双侧瞳孔在伤后立即散大，对光反射消失，并出现深度昏迷，四肢强直或四肢肌张力消失，出现生命体征显著变化者，多为广泛性脑挫裂伤、脑水肿和颅内高压，已出现双侧小脑幕切迹疝者；③脑桥损伤的病例，双侧瞳孔缩小及光反射消失。此外，应注意用某些药物引起的瞳孔变化，如阿托品类药物使瞳孔散大，吗啡类药物可使瞳孔缩小。

5. 自主神经症状　脑挫裂伤的病人常有较明显的自主神经功能紊乱的表现，一般伤后即出现意识障碍，面色苍白，出冷汗，血压下降，脉搏缓慢，呼吸深而慢等迷走神经兴奋的症状；以后转为交感神经兴奋症状，如血压升高、脉搏加速、呼吸加快等。病人入院时一般生命体征无多大改变，体温多在 37.5～38.5℃，严重者昏迷时间长，并出现明显的生命体征的变化。

（1）血压和脉搏的改变：血压升高，脉搏徐缓而有力，尤其是慢于 60 次/分以下，并且意识障碍加深者，常表示有继发性脑受压，可能为严重脑水肿或颅内血肿所致；

（2）呼吸的改变：重度脑挫裂伤病例，由于脑水肿和出血引起颅内压增高时，呼吸常深而慢甚至出现病理性呼吸。如果伤后即出现呼吸困难、发绀，伴有躁动不安时，多由于呼吸道阻塞、神经源性肺水肿或胸部外伤所致，应正确判断，针对病因处理；

(3) 体温变化：无特异性的规律性改变。可有体温轻度升高，当多数经过 1～2 周可恢复正常。如果体温不下降反而升高，或恢复正常后又升高，多为合并肺部感染或颅内感染所致。如伤后病人呈持续高热，多在 39℃以上，同时伴有嗜睡、尿崩及上消化道出血，可能是下丘脑损伤引起，临床上称之为中枢性高热。

（二）神经系统定位体征　脑挫裂伤后除了大脑某些“哑区”伤后不能显示明显的体征外，大部分人可出现与受损部位及程度相对应的体征。

1. 瘫痪：当大脑半球运动区发生较广泛性挫裂伤时，对侧肢体多出现不完全性瘫痪或锥体束征，损伤靠近矢状窦时，出现对侧下肢单瘫；损伤靠近大脑外侧裂时，则出现中枢性面瘫和上肢瘫。在脑深部近内囊处损伤时，对侧肢体多出现较完全性偏瘫，并伴有同向偏盲和偏侧感觉障碍。另外当发生小脑幕切迹疝时，同侧大脑脚受压而出现对侧肢体偏瘫及锥体束征，同时有同侧动眼神经麻痹而出现瞳孔散大、对光反射消失，常见颅内水肿及严重脑挫裂伤脑水肿的病人。

2. 失语：优势半球相应功能区受损时，可产生各种类型的失语。但急性期病人处于昏迷状态，此症难以查出。

3. 同向偏盲：顶叶、颞叶、枕叶损伤累及视皮质或视放射时出现此症状。但在病人清醒后查出。

4. 脑神经损伤：伴发颅底骨折的脑挫裂伤时，易造成骨折相应部位的神经损伤，如嗅神经、面神经、动眼神经及展神经麻痹等，且伤后立即出现相应的体征。

5. 癫痫发作：脑挫裂伤引起的癫痫发作多为运动区的局部受损或血循环障碍所致。多见于儿童，以局限性癫痫多见，也可见癫痫大发作。癫痫发作可于伤后数小时至数日内，急性期过后癫痫发作消失。如有反复发作的局限性癫痫，可能为颅内血肿所致。晚期癫痫，多由于脑挫裂伤部位形成瘢痕或囊肿所引起。

6. 脑膜刺激征：约有30%的脑挫裂伤病人出现颈强直和直腿抬高试验（Kernig征）阳性，多由于SAH刺激所至，可持续一周左右，以后随着脑脊液内血液的吸收，症状逐渐减轻或消失。对颈强直伴体温升高，血象白细胞计数显著增加者，要除外颅内感染。

需要注意的是，上述的表现并非脑挫裂伤的定性性表现，也可能为合并颅内其他损伤所引起，因此需要结合相应的影像学检查结果综合判断。

（三）继发性症状的变化　脑挫裂伤病人可因继发性脑水肿和/或出血使伤后症状加重。脑水肿轻者，常表现头痛、头昏及意识障碍加重等；较重者除上述症状外，尚可使原发性脑挫裂伤所致的神经缺失症状加重，如不完全性瘫痪转为完全性瘫痪等；更重者还可以出现颅内压增高或脑疝形成。

四、辅助检查

（一）血液检查

周围血象白细胞显著增高。白细胞分类左移，嗜酸性粒细胞减少，红细胞容积降低，血浆蛋白下降（常为白蛋白下降）、血糖、乳酸和非蛋白氮增高，血含氧量下降和二氧化碳含量上升等。但上述的检查结果，缺乏特异性，不能作为脑挫裂伤诊断的参考标准。

近年来创伤后进展性损害的研究受到关注，有研究报告颅脑创伤后凝血功能的异常是进展性损害的主要因素之一。多数的研究结果显示，伤后早期血小板的减少和D-二聚体（D-dimer）的升高，是脑挫裂伤发生进展性出血扩大的可靠预测指标，而其他临床常用的凝血指标，包括凝血酶原时间（PT）、部分凝血活酶时间（PTT）、凝血酶时间（TT）、纤维蛋白原（FIB）和纤维蛋白原降解产物（FDP）等与脑挫裂伤进展的相关性还缺乏一致的研究结果。

（二）X线平片

头颅X线平片检查，不能诊断有无脑挫裂伤的存在。其作用在于明确有无颅骨骨折，并根据骨折的部位、类型和形态，有助于判断是否有脑挫裂伤发生的可能和部位。冲击部位的骨折，骨折发生时颅骨的变形和移位，多引起局部的脑挫裂伤；而对冲部位骨折者，常发生额叶或（和）颞叶的严重脑挫裂伤，而且常常会发生进展性的出血扩大。

骨折跨越脑膜中动脉、静脉窦时，要警惕是否合并硬脑膜外出血，并需要动态观察和随访，以免延误诊断。

（三）头颅 CT 扫描

头颅 CT 扫描对诊断脑挫裂伤的部位、范围、脑水肿、脑受压情况合并颅内其他损害的状况，及与颅内血肿的鉴别有很肯定的价值，是早期明确诊断的首选辅助方法。

1. 单纯脑挫伤，为边界清楚的低密度区（CT 值为＋18～24Hu)，无或有轻度占位表现。病变为可逆性。2～3 周后吸收，吸收后 CT 扫描显示正常。

2. 脑挫裂伤时，CT 可见其边界欠清，并在低密度水肿区中见多处散在斑点状高密度出血灶，此种类型最为常见（低密度区 CT 值为＋18～22Hu，高密度区 CT 值为＋60～80Hu)。出血灶 3～7 天开始吸收，1～2 个月后完全消失为低密度区。如病变严重而广泛时，最终挫裂伤部位可形成局限性脑萎缩。

3. 颞部或枕顶部着力，常常引起对冲部位的脑挫裂伤，以额极、额叶眶面及颞极最为常见。枕叶因小脑幕衬托，而很少发生脑挫裂伤。脑干的挫裂伤灶，由于颅底骨质的伪影影响，CT 扫描多难以显示清楚。小脑挫裂伤的发生率相对较低，多数合并局部的颅骨骨折。

4. 脑挫裂伤时因有皮层血管破裂可产生不同程度的 SAH。可见于大脑半球脑沟、大脑纵裂池、侧裂池、环池、小脑天幕等脑沟和脑池部位，表现为高密度影，CT 值因出血量不同而在＋28～95Hu 之间，一般 1 周后密度减低，最终消失。有时可合并脑室内出血，严重者可出现血梗阻性脑积水。

5. 脑挫裂伤灶体积的计算，可参照脑内血肿体积计算方法。

简单的“ABC”法如下：

(1) 首先确定 CT 扫描上脑挫裂伤灶最大的层面（层面 1），测定该层面最大的横径（A）和垂直于其的最大纵径（B）（图 6－6）；

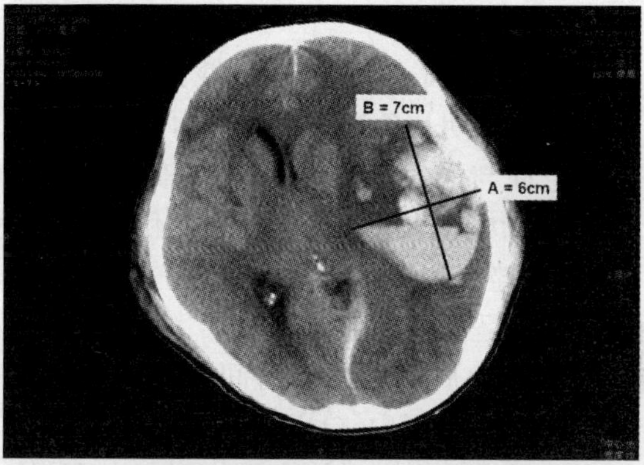

（1）脑挫裂伤最大的层面上计算A和B值

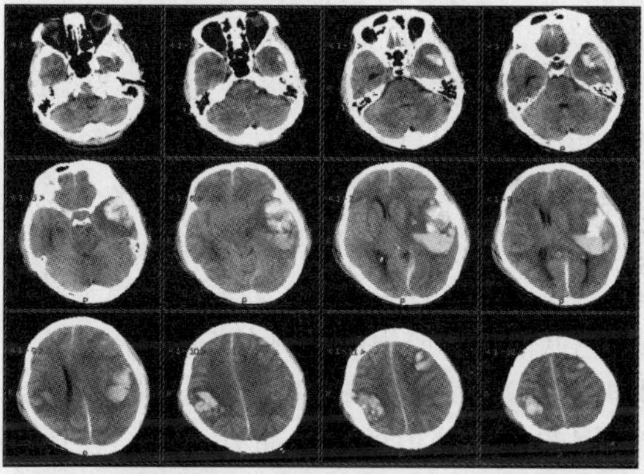

（2）扫描所有层面上计算C值（C=0.5+1+1+0.5）

图 6－6　脑挫裂伤灶的体积计算（ABC 法）

（本例左颞脑挫裂伤的体积 V＝A×B×C/2 ＝ 7×6×3/2＝63ml）

(2) 计数间隔为 10mm 的所有可见脑挫裂伤灶的数量（C）：将每一层面与层面 1 进行比较，①如果出血量大于层面 1 的

75%，将该层面计数为1；②如果出血量在25%～75%之间，将该层面计数为0.5；③如果出血量在25%以下，不计数该层面；④将上述结果相加得到总数C（图6-6）；

（3）简化的体积计算公式：即V＝ABC/2。

（四）MRI检查

在诊断脑挫裂伤方面MR的敏感性为98%，明显优于CT（56%）。但在显示超急期与急性期出血方面CT扫描优于MRI。在显示脑挫裂伤亚急性与慢性方面MRI明显优于CT，MRI显示脑底部挫裂灶也比CT优越。MRI诊断脑挫裂伤有以下特征：

1. MRI显示脑挫裂伤内的水肿呈长T_1与长T_2信号，在两周后消失；而脑软化也呈长T_1与长T_2表现，但逐渐明显。

2. 脑挫裂伤内的血肿其信号随时间而变化，符合从含氧血红蛋白（HbO_2）—脱氧血红蛋白（DHb）—正铁血红蛋白（MHb）—含铁血黄素的演变规律，但出血的边界欠清。在HbO_2期血肿呈等T_1与等T_2信号；DHb期为等T_1信号，但T_2信号延长；MHb期为短T_1与长T_2信号；含铁血黄素期为长T_1与短T_2改变。

3. 脑挫裂伤内的血肿信号与场强有关，因为DHb、红细胞内MHb、含铁血黄素均有T_2PRE效应、可使T_2缩短呈低信号，但T_2PRE效应与场强的平方成正比，只有高场强才能显示，即急性出血期呈短T_1高信号，短T_2低信号，慢性期血肿在所有成像序列中均呈高信号，长达3个月至1年；残腔的含铁血黄素在所有成像序列中均呈黑色低信号，成为出血的永久性标志。

4. 慢性期的影像表现为多样性，不同时间节点的表现也因出血吸收程度不同和水肿消退的差异而有不同的表现。脑软化灶在T_1加权上表现为低信号，而T_2加权为高信号。

（五）脑脊液检查

1. 压力测定：脑挫裂伤后部分病人可因脑水肿的程度和颅内出血的多少引起不同程度的颅内压力增高。颅内压增高程度与脑挫裂伤程度和范围成正比。国内大宗病例统计表明脑挫裂伤后腰池穿刺测定，颅内压在1.79～2.94kPa（183～300 mmH_2O）之间者为 24.9%。压力在 0.883～1.96kPa（90～200mmH_2O）之间者约 70%。

颅脑创伤的急性期特别是患者有颅内高压存在时，腰穿检查存在诱发脑疝的风险，而且有些情况下腰穿检查所测定的压力不能完全代表颅内的实际压力，如脑室系统梗阻或颅内高压存在时。目前临床上不将腰穿检查，作为早期辅助诊断的检查方法。有条件的情况下，根据颅内压监测的指证，采用脑室内颅内压监测进行脑脊液检查和颅内压的动态监测更为安全和有效。

2. 细胞计数和生化：脑脊液中红细胞增多使其呈粉红色，含血量因脑挫裂伤程度而异，出血被吸收后脑脊液常呈黄色；脑脊液中乳酸蛋白和乙酰胆碱异常增高。

（六）脑电图（EEG）检查

颅脑创伤的急性期，常常不把 EEG 作为常规的检查方法。急性期后患者如有癫痫发作，或者疑似癫痫发作，可行 EEG 检查以明确有无癫痫存在。脑挫裂伤者有癫痫发作的发生率还不明确，24h 的动态 EEG 对于确定是否癫痫存在更有价值。但是癫痫发作存在不确定的因素，EEG 检查只是检查期间内的脑电活动记录，未见棘波者也不能完全排除癫痫的诊断，需要结合患者的临床实际。对疑有癫痫发作者，可多次重复 EEG 检查。

（七）其他检查

A 超检查曾用于判断中线偏移的存在和程度，对于诊断脑挫裂伤无特异性价值，目前临床上基本不用。经颅多普勒（TCD）、单光子发射断层扫描（single photon emission computed tomography，SPECT）和 MRI 的弥散张量成像（diffusion tensor imaging，DTI）等，作为脑挫裂伤的诊断的辅助方法，可分别了解颅内血流动力学、脑灌注和纤维束传导的改变，但通常不作为早期脑挫裂伤诊断的常规辅助手段。

五、诊断和鉴别诊断

（一）诊断

一般来说脑挫裂伤的诊断并不困难。但由于颅内损伤范围大小、轻重不同，脑的重要结构受损情况不同，所表现的症状和体征也有很大差异。而且昏迷将很多症状掩盖，难以发现，在伤灶定位诊断上也不易准确。确切的诊断，需要将临床所见和影像学检查综合后来明确。

1. 病史：患者有明确的头部外伤史，伤后意识状态可有多样化的改变，如伤后当即昏迷，持续时间不等，严重者可持续昏迷；也可短暂昏迷后清醒，或再昏迷；少数患者可无明确的昏迷史。临床上除表现为头痛、恶心、呕吐、脑膜刺激症状及某些定位体征外，在较重的脑挫裂伤者，其昏迷程度深，持续时间更长，并伴血压、脉搏、呼吸、体温和瞳孔的显著变化；同时常合并颅骨骨折及蛛网膜下腔出血。

2. 体检：脑挫裂伤病人常合并颅内血肿，在伤后观察中，可见意识障碍加重，血压呈阶梯状上升，脉搏多减慢，一侧瞳孔先短暂缩小，随即散大，对光反射消失，对侧肢体发生瘫痪等脑疝表现时可能为继发性颅内血肿形成。

3. 神经影像学检查：首选是头颅 CT 扫描检查，可明确脑挫裂伤灶的部位、范围、合并出血的有无和程度、其他颅内损伤的类型和严重程度、有无中线结构的偏移、脑室系统的状态以及环池状态。对一侧颞（顶）部和枕部着力者，要特别注意对冲的额颞叶脑挫裂伤的变化，临床严密观察伤情变化的同时，在伤后的 24h 内需要给予动态 CT 扫描检查，以密切观察脑挫裂伤及脑水肿的变化。

4. 其他辅助检查手段：MRI、SPECT、颅内压监护等的应用，对直接或间接诊断脑挫裂伤及其变化，亦可较好的掌握，但不作为首选的辅助方法。

颅内压监测有助于动态了解患者颅内压的变化趋势，并为治疗计划的决定提供可靠的依据，有指证和条件者，推荐积极采用颅内压监测方法。

（二）鉴别诊断

但临床医生在诊断脑挫裂伤时，应与下列情况相鉴别。

1. 脑挫裂伤与脑震荡鉴别：脑挫裂伤伤后昏迷时间长，多在半小时以上，常出现神经系统阳性体征，脑脊液呈血性，多伴有颅骨骨折，CT 扫描检查有显著的变化；而脑震荡伤后昏迷时间短，一般不超过半小时，有逆行性健忘，神经系统检查及 CT 扫描无阳性发现，而腰穿检查时多数患者脑脊液内无明显出血。

2. 脑挫裂伤与原发性脑干损伤的鉴别：脑挫裂伤伤后昏迷程度深、浅不一，血压多偏高，呼吸正常和稍快，瞳孔多无改变，可有Ⅰ、Ⅱ、Ⅶ、Ⅷ颅神经损伤，锥体束征有无不定，可有中枢性面瘫或轻偏瘫，多有颈项强直，无去脑强直，腰穿压力可升高。而原发性脑干损伤伤后昏迷较深，持续时间更长，血压正常或偏低，可见病理性呼吸，瞳孔多变，双侧缩小，散大不等，Ⅲ、Ⅵ、Ⅶ、Ⅸ、Ⅹ、Ⅺ及Ⅻ颅神经损害多见，出现单或双侧锥体征，多为交叉性瘫痪，早期即可出现去脑强直，腰穿压力多不增高。

3. 脑挫裂伤与颅内血肿的鉴别：脑挫裂伤属原发性脑损伤，症状及体征在伤后立即出现，一般比较稳定，并且可逐渐好转。其伤后意识障碍立即出现，一般无中间意识好转期，而且有逐渐改善的趋势。CT 检查无团块样高密度影。而颅内血肿属继发性脑损害，症状和体征在伤后一段时间逐渐产生，并呈进行性加重。颅内血肿多有中间意识好转期，以后随血肿的进展而意识障碍又进行性加重。有的血肿，特别是硬脑膜下血肿，因在脑挫裂伤基础上产生昏迷可呈进行性加深，而无明显的中间意识好转期。血肿一旦形成，CT 扫描上多数呈高密度区影，易与脑挫裂伤鉴别。

六、治疗

脑挫裂伤治疗的一般原则，应该根据颅脑创伤诊治指南并结合患者的个体化差异而制定。

【非手术治疗】

1. 脑挫裂伤较轻，无明显意识障碍或昏迷程度不深者，除积极治疗外，还要密切注意临床表现的演变及生命体征的变化。对脑挫裂伤较重，昏迷在重度以上者，最好于 ICU 病房进行持续的生命体征监测及意识、瞳孔、颅内压及肢体活动等观察。保持呼吸道通畅，定时查血气、血电解质、非蛋白氮及尿常规，随时纠正电解质、酸碱平衡紊乱，液体入量要保持轻度负平衡状态。作好生活护理、加强辅助治疗，减少并发症。

2. 脑挫裂伤伴早期休克，可紧急输血或用血液代用品治疗。更重要的是要确定有无胸、腹脏器损伤，四肢与脊柱骨折、血管损伤等引起的创伤性休克，应及时对这类损伤进行处理。

3. 脑挫裂伤时常发生脑水肿，尤其在严重脑挫裂伤时，应及时降低颅内压；可静脉使用脱水剂，如 20% 甘露醇每公斤体重 0.6～1.5g，每日 2～4 次，必要时还可以加呋塞米等。但要注意大剂量甘露醇，可导致肾衰竭，只要及时停用，可渐次恢复。亦可将甘露醇与呋塞米每日内交替使用。

4. 地塞米松可减少脑组织的含水量，在一定程度上恢复血脑屏障的结构和功能，保护脑细胞，帮助恢复脑功能。一般首次 8mg，以后每 6 小时 4mg，依病情数日后减量。在应用激素时必须严格观测血糖，并采取有效措施防治应激性溃疡和感染等。

5. 脑挫裂伤患者如早期出现癫痫，要观察有无颅内血肿，如无颅内血肿可采用药物抗癫痫治疗。晚期癫痫发作多由瘢痕引起，在药物控制不理想情况下，可在皮层电极监测下手术切除瘢痕。

6. 亚低温疗法在严重脑挫裂伤治疗方面已取得良好效果。研究证实，亚低温不但能减轻脑损伤后病理损害程度，而且能促进神经功能恢复。亚低温治疗临床病人最好应在伤后 10 小时内开始。伤后 24 小时内使用仍有效，但保护作用明显减弱。一般为 30～35℃，维持时程 2～14 天，根据受伤病人的颅内压情况决定。其主要机制为：①降低脑能量代谢，减少脑组织乳酸堆积；②保护血脑屏障，减轻脑水肿及降低颅内压；③抑制乙酰胆碱、儿茶酚胺以及兴奋性氨基酸等内源性有害物质的释放，减少对脑组织损害；④减少脑细胞结构蛋白破坏，促进脑细胞结构和功能修复；⑤减少钙离子内流，阻断钙对神经元的毒性作用；⑥减轻弥漫性轴索损伤。

【手术治疗】

局灶性脑挫裂伤者，多数采用非手术治疗。但脑挫裂灶周围水肿严重引起局部明显占位改变者（特别是颞叶的脑挫裂伤），或广泛性脑挫裂伤引起颅内高压者，应该积极采用手术治疗。

1. 手术指证

（1）患者有进行性的神经功能损害表现，药物控制高颅压无效，CT 扫描显示脑挫裂伤灶有明显占位效应者；

（2）GCS 评分 6～8 分的额叶或颞叶挫裂伤，体积大于 20ml，中线移位≥5mm，伴或不伴基底池受压者；

（3）脑挫裂伤灶体积＞50ml 者；

（4）颞叶≥15ml 合并周围水肿者；

（5）颅内压监护下，药物降低颅内压治疗后 ICP≥25mmHg，CPP≤65mmHg 时；

（6）合并其他类型颅内出血，有颅内高压表现，而单纯药物治疗不能控制颅内压者，或伤后早期 CT 扫描显示出血灶可能进展者。

2. 手术时机

（1）有手术指证者，应该尽早实施开颅手术治疗；

（2）对于双侧广泛脑挫裂伤或弥漫性者，药物治疗无效时应立即手术，并根据颅内压的状况及结合患者的临床表现，决定是否行去骨瓣减压术。

3. 手术原则

对脑挫裂伤者的手术治疗，应该遵循如下的基本原则：

（1）清除占位性挫裂伤灶并彻底止血：对局部破碎严重、坏死或液化的脑组织和融合成占位病灶的出血性挫裂伤灶，应予以清除并以双极电凝彻底止血；但对功能区的挫裂伤灶，特别是外侧裂、运动和语言功能区者，尽可能以明胶海绵贴敷压迫止血，避免过多手术干预，以免手术创伤加重功能损害程度；

（2）对术前脑疝发生，或术中脑组织肿胀明显，在清除脑挫裂伤灶的基础上，可选择性采用额极或（和）颞极切除的内减压手术方式；

（3）术前临床表现、影像学检查提示颅内高压或（和）术中证实脑肿胀明显，估计术后可能发生恶性颅内压增高者，在上述手术治疗的基础上，可同时选择去骨瓣减压术治疗（单侧或者双侧）；

（4）为了有利于术后颅内压的控制，手术中可同时行脑室穿刺外引流术；有条件者，应该行颅内压监测探头置入，以利术后观察病情和制订有效的治疗方案。

虽然有学者报告仅采用去骨瓣减压术作为创伤性脑挫裂伤者的主要手术治疗方法，也可获得良好的疗效，但需要注意的是，减压术后挫裂伤灶有可能因为丧失了颅内高压时的压迫作用而使得出血进展性增大，从而使局部或全脑的受压加重；另一方面，挫裂伤灶内的出血，液化吸收过程中产生的周围脑组织水肿反应，也可能加重颅内高压并导致严重的后果。

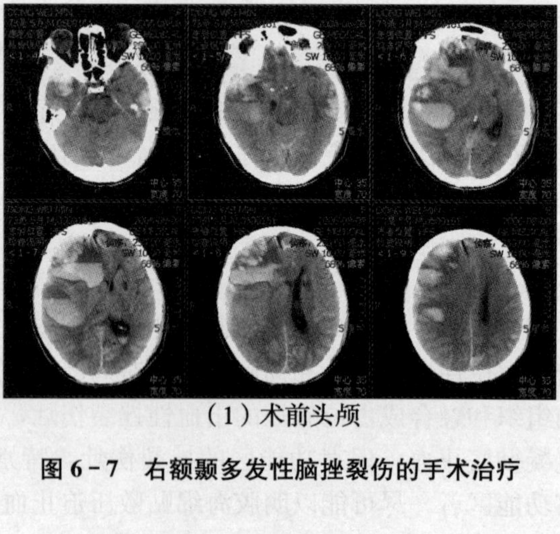

（1）术前头颅

图6-7　右额颞多发性脑挫裂伤的手术治疗

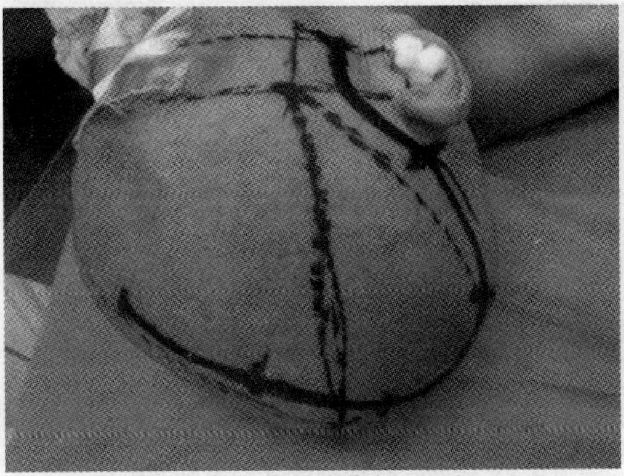

（2）手术切口

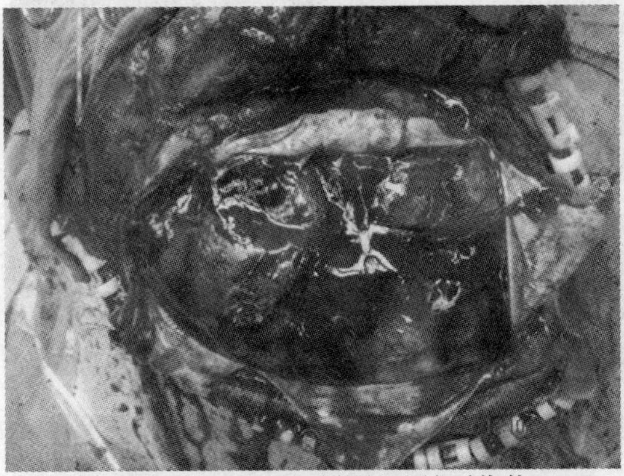

（3）硬脑膜切开后见弥漫性脑挫裂伤伴SAH

图 6-7　右额颞多发性脑挫裂伤的手术治疗（续）

七、预后

患者的年龄、损伤的范围、合并颅内血肿的类型和大小、有无脑干伤、脑水肿的程度、有无脑疝、有无严重合并伤、有无严重的基础疾患以及诊治是否及时有效，都会影响脑挫裂伤者的预后。

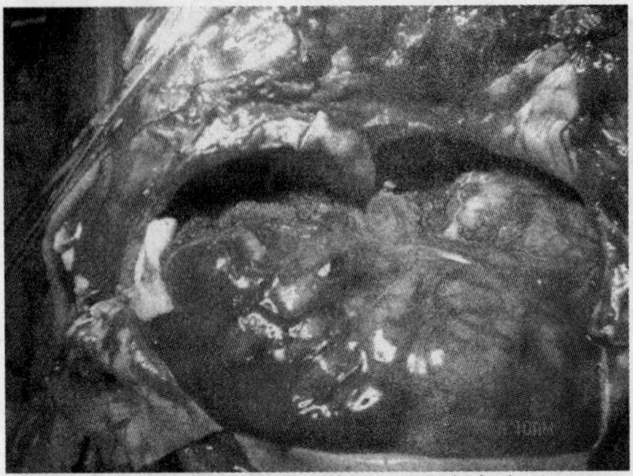

（4）额颞叶脑挫裂伤灶和血肿清除后

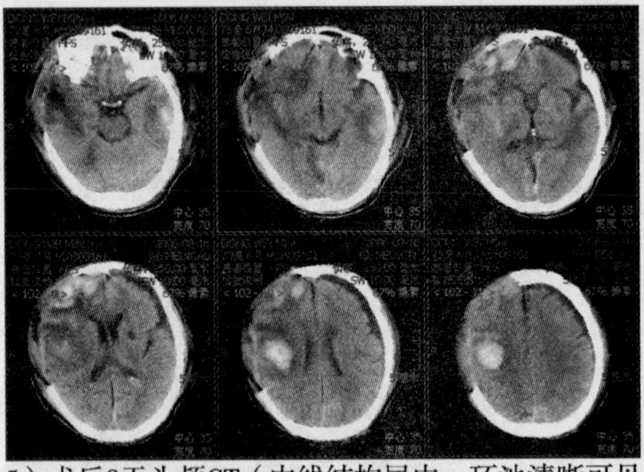

（5）术后8天头颅CT（中线结构居中，环池清晰可见）

图 6-7　右额颞多发性脑挫裂伤的手术治疗（续）

局灶性脑挫裂伤轻者，昏迷多不深，预后也较好。一般统计格拉斯哥昏迷计分（Glasgow coma scale，GCS 评分）在 7 分以上者，90%预后良好。脑挫裂伤严重者，昏迷程度深，无自主动作，肌张力减低，深浅反射消失，也无病理反射，眼球不动，无角膜反射，双侧瞳孔反射消失，下颌后坠，呼吸有鼾声，血压偏高，GCS<5 分的脑挫裂伤病人，其 90%者预后不良。在颅内压监测下，颅内压>40mmHg，经积极治疗不能降到 20mmHg 以下者，预后差。

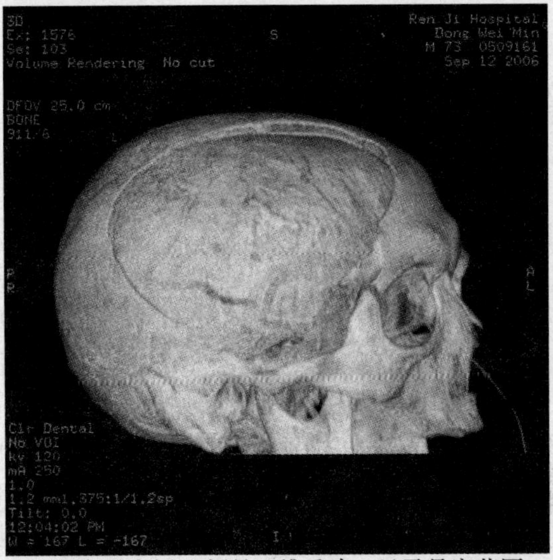

（6）术后头颅CT颅骨三维重建，显示骨窗范围

图 6－7　右额颞多发性脑挫裂伤的手术治疗（续）

老年患者，脑挫裂伤灶进展性出血扩大的危险性大，且常有基础疾患合并存在，往往预后不良。

（梁玉敏　江基尧）

第 7 章　外伤性蛛网膜下腔出血诊疗

大量临床病例资料研究发现外伤性蛛网膜下腔出血（traumatic subarachnoid hemorrhage，tSAH）是加重继发性脑损害的重要因素。颅脑外伤后首次 CT 扫描证实为 tSAH 病人，在临床诊治和预后方面与无 tSAH 病人有显著不同，tSAH 病人的预后明显较无 tSAH 差。

1858 年，Wilks 首先提出了外伤与蛛网膜下腔出血的关系，他描述了 8 例死于“蛛网膜腔血性渗出”的病例。颅脑外伤蛛网膜下腔出血最常见的并发症是脑脊液循环通路受阻所引起的脑积水。脑积水的发生取决于出血的程度及基底池受累的情况，大部分蛛网膜下腔出血病例中，脑脊液循环通路受阻是一过性的，不会发展成粘连性蛛网膜炎，而最终导致交通性脑积水。

第一节　发生率

1950 年，有人通过一组 4 万例尸检研究发现 tSAH 是颅脑伤后最常见的损伤表现。1963 年，美国巴尔的摩医学中心对 1367 例尸检研究也发现 tSAH 是颅脑伤后最常见的病理变化。美国外伤昏迷资料库（American Traumatic Coma Data Bank，TCDB）显示，753 例重型脑外伤患者中，39%的患者在伤后首次 CT 扫描出现 tSAH。日本学者分析 197 例闭合性脑损伤患者，发现 12%的病人 CT 扫描仅表现为 tSAH。另一位日本学者报告 414 例重型颅脑伤患者，23%CT 扫描见 tSAH。意大利 12 家医院 169 例颅脑创伤病人 CT 扫描发现 61%病人出现 tSAH。欧洲颅脑创伤专家团分析 67 家欧洲医院 1005 例中重型颅脑创伤病人 CT 扫描资料，发现 41%病人入院 CT 扫描有 tSAH。

关于轻型脑外伤患者 tSAH 发生率报道不一，美国学者回顾了 712 例轻型脑外伤患者 CT 资料，他们发现 tSAH 是最常见的影像学改变。但也有医生的报告与上述结果相反，认为轻型脑外伤患者 tSAH 发生率仅为 2%～4%。

第二节 tSAH 的伤因和病理特征

一、致伤原因

一组临床资料表明车祸致伤引起 tSAH 发生率比无 tSAH 要低，约有 37%的 tSAH 病人受伤与车祸有关，而无 tSAH 的病人则达 43%。车祸致伤可以是高强度伤，这种情况下弥漫性轴索损伤出现几率比局灶性损伤高。年轻病人与交通事故相关密切，这些病人中更有可能出现弥漫性轴索损伤。

二、病例特征

1. 伤前饮酒：已有研究表明酒精中毒与头颅外伤后严重蛛网膜下腔出血联系密切。较多临床资料发现急性酒精中毒的病人 tSAH 的发生率增加。但也有一组资料表明 tSAH 和无 tSAH 两组病人的急性酒精中毒百分率没有明显的差别。他们还进一步研究发现局灶性 tSAH 的病人与无 tSAH 的病人酒精中毒比例没有明显差别。而广泛性 tSAH 的病人中急性酒精中毒比例明显上升。酒精会影响颅脑损伤病人的伤情程度判断，使头 GCS 评分降低。另外酒精可能使病人病情恶化。

2. 体温：一组临床研究发现病人的首次平均体温为 36.3℃。在伤后第一个 24 小时，体温开始上升，达 37.5℃。在第一个 48 小时达到 38.2℃，在伤后早期几天体温维持在这个水平。有人提出 tSAH 的病人伤后早期体温升高是由于蛛网膜下腔的血液分解产物积累有关。但也有人认为有或无 tSAH 存在的病人其体温曲线没有明显的差别。

3. 头颅骨折：大宗临床病人的头颅 X 线平片发现有 57% tSAH 病人有颅骨骨折。tSAH 的病人颅骨骨折发生率较无 tSAH 病人显著增多。尽管 tSAH 病人合并骨折的发生率很高，但这些病人合并硬膜外血肿的发生率反较 tSAH 的病人低。

4. 神经系统评分：tSAH 病人和无 tSAH 的病人在入院时 GCS 评分和运动功能计分几乎相同。但 tSAH 病人 GCS 评分和运动功能计分改善速度比无 tSAH 病人明显慢，充分说明 tSAH 会加重颅脑伤后脑神经功能恢复。

第三节　tSAH 的 CT 成像分析

一、出血量

CT 扫描能清楚地显示 tSAH 出血部位和程度（图 7－1，图 7－2）。出血量的多少取决于出血当时蛛网膜下腔存在的空间大小。空间越大，可测量到的 SAH 的出血量越大，尽管可能比空间小的 CT 密度要低，这可能是解释为什么老年人 CT 可见的蛛网膜下腔出血发生率高的原因之一。另一个原因是伤后首次 CT 的检查时间，因为蛛网膜下腔出血的检测以及出血数量取决于伤后发生的形态上的变化。一个快速出现的脑肿胀或颅内出血的进展可使蛛网膜下腔消失。另外，CT 扫描技术、骨窗的水平也影响 tSAH 的发现。

CT 扫描出血量的确认和定量评估：利用半定量法计算蛛网膜下腔出血量。基底池和脑裂的积血用 Hijdra 法进行计算，首先将基底池和脑裂分成 10 个部分：纵裂池、左侧裂池、右侧裂池、左基底池、右基底池、左鞍上池、右鞍上池、左环池、右环池、四叠体池。这 10 个脑池和脑裂中的每一个都据其血量分别积分：0，无血；1，少量积血；2，中等量；3，充满积血。总分为 30 分。如果大脑凸面脑沟中出现积血，不能按照 Hijdra 法进行计分，应使用另外的方法。考虑到大脑凸面蛛网膜下腔的积血量较基底池多，可按下述方法进行积分：0，无血；3，小量积血；6，中等度积血；

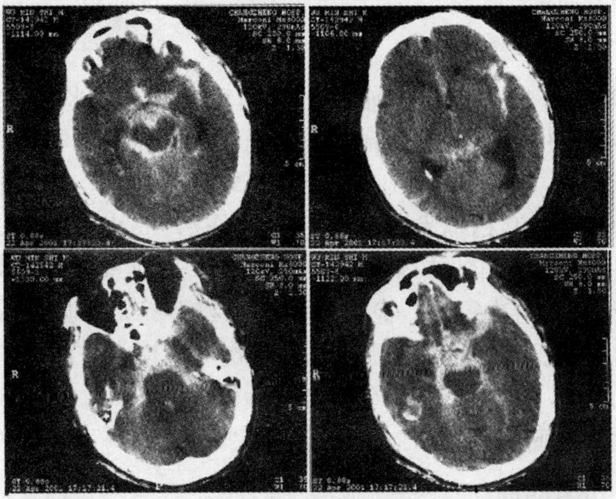

图 7-1　tSAH

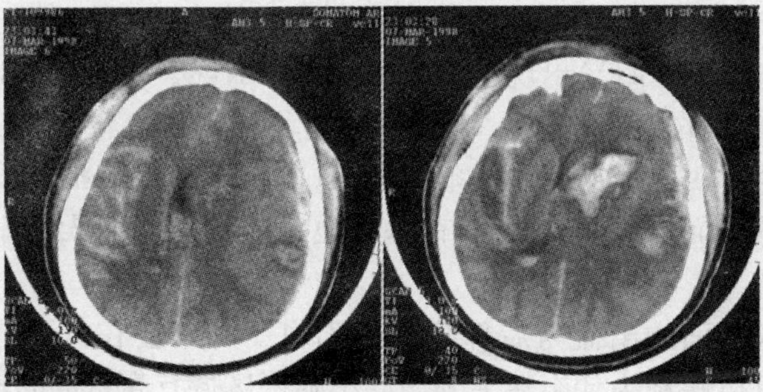

图 7-2　tSAH

9，充满积血。tSAH 计分总分为 48 分，可将 6 分以下计为少量 tSAH，6～13 分为中度 tSAH，13 分以上为广泛 tSAH。定量评估的方法亦可使用 Fisher 等提出的自发性 tSAH 的评估方法。使用 4 级计分法：1 分，无积血；2 分，广泛出血但无凝血块，积血厚度＜1mm；3 分，积血厚度超过 1mm；4 分，脑室内出血。Hijdra 和 Fisher 评分法积分越高、伤情越重、预后越差。

二、tSAH 清除

CT 扫描分析是否有出血及出血的程度与影像检查的时间有关，因为 tSAH 血液会迅速稀释于脑脊液中。在伤后早期即在蛛网膜下腔消失。在一组 tSAH 病人临床资料分析发现，伤后平均 4 小时左右的首次 CT 扫描发现的出血量较伤后 65 小时的第二次 CT 扫描多一倍。另一组临床资料则发现 tSAH 出血量在首次 CT 检查后的 24 小时内再次行 CT 检查时，蛛网膜下腔出血量比原来下降 20%。通常情况下，tSAH 出血量在首次 CT 检查后的第二天减少至原来的 1/2，第三天减少至原来的 1/3。tSAH 所致的血肿清除速度要比动脉瘤引起的出血快，后者还要考虑到再出血的可能。

三、出血的部位

在首次 CT 扫描阳性的病例中出现 tSAH 症状占 70%。继发的最常见的累及部位是在大脑半球沟裂中，约占 53%：其中 45%位于侧裂池侧面，41%出现于纵裂池，25%出现于侧裂的基底部。基底池有 33%的病人出血，24%的病例环池出血，鞍上池占 18%，四叠体池占 10%。tSAH 的病人有 21%出现凸面的症状而无基底池的症状，而有 22%的病例有基底池出血的症状而无大脑凸面出血的症状。

大脑凸面的出血与后部脑池的出血一样，会在天幕缘引起积血。这可以解释为什么在头颅伤后小脑幕区域有高密度的轮廓。在某些病例这是 CT 仅有的发现。这种天幕区域的高密度可能表示有硬膜下出血。这也可能是在某些病例，在邻近的蛛网膜下腔没有出血或表明在邻近的半球间或凸面有硬膜下血肿。在 tSAH 的病人中有 21%的病例在天幕缘有出血，在整个病例中占 7%。

四、相关的 CT 表现

大约 8%的脑外伤病例在首次 CT 检查时完全正常。另外，9%以脑肿胀为主要表现。其余颅脑伤病人有不同程度的颅内损伤病灶，tSAH 的病人并发颅内损伤病灶明显高于无 tSAH 的病人。tSAH 的病人中约有 89%有相应的颅内损伤病灶。①脑挫伤：脑挫伤是与 tSAH 相关的最常见的病灶，53%无 tSAH 的病人并发脑挫伤病灶，而 tSAH 病人并发脑挫伤病灶高达 77%（$P<0.001$）。tSAH 病人第二次 CT 检查比第一次脑挫伤更常见，在第一次 CT 检查无挫伤病人中，又有 13%的病人第二次 CT 检查出脑挫伤灶。这表明 tSAH 是一个皮层病灶，甚至在早期 CT 检查还不明显就已存在。皮层脑挫伤是皮层下脑挫伤的 2 倍。在 tSAH 病人中，80%的脑挫伤位于皮层，同时有 42%的脑挫伤位于皮层下。为什么 tSAH 最常见于大脑半球的表面、脑沟以及侧裂的外侧部和大脑半球间裂，是因为脑挫伤和硬膜下血肿与 tSAH 有很高的相关性。②硬膜下血肿：硬膜下血肿是 CT 表现上最常见的颅内血肿，常是开颅清除血肿的主要原因。在 tSAH 的病人中硬膜下出血约占 44%。tSAH 病人硬膜下血肿的发病率明显高于无 tSAH 的病人(24%)。区分硬膜下血肿和 tSAH 有时显得有些困难，如果在脑回、脑沟表面有出血，鉴别诊断就比较容易，但有时并不明显，尤其有颅内压增高的病人。③硬膜外血肿：仅在 10%的 tSAH 病人中有硬膜外血肿，其比率比无 tSAH 的病人低（18%）。但 tSAH 与颅骨平片中颅骨骨折呈高度相关性。④脑内血肿：患有脑内血肿的 tSAH 的发病率与无 tSAH 的病人几乎相同，约有 10%的病人有脑内血肿。⑤脑室内出血：19% tSAH 病人脑室内出血，比无 tSAH 的病人几乎高 2 倍。按 Fisher 的分级这些病人属 4 级。⑥CT 扫描出现颅内压增高的征象：通常认为如果基底池消失，第三脑室消失，中线移位或对侧脑室扩大，可能存在有 ICP 增高。ICP 增高的症状在所有的头颅外伤中，首次 CT 检查中约占 58%。这些征象在 tSAH 病人中比无 SAH 病人有更显著的相关性，占病例总数的 66%。尽管首次 CT 扫描分析中，CT 提示的 ICP 增高与实际测的 ICP 值有高度的相关性。约有 66%的 tSAH 病人 CT 表现有 ICP 增高，61%的 ICP 值高于 20mmHg。⑦低密度灶与缺血的相关性：在 tSAH 病人中第二次行 CT 扫描占 6%，第三次行 CT

扫描占 20%，发现低密度灶和脑挫伤后梗死相关。尽管第二、第三次行 CT 扫描随访人数减少，但随访的 CT 中这种梗死样病灶的发病率仍有增高的趋向。

第四节 tSAH 引起的血管痉挛和缺血性神经功能障碍

一、脑血管造影所见

1936 年，有人首先提出颅脑伤后存在脑血管痉挛的观点。1966 年，人们经过脑血管造影证实约 30%脑外伤患者存在脑血管痉挛。1970 年，有人报告脑外伤患者经脑血管造影检查有 5%的发生脑动脉痉挛，他们认为动脉痉挛与神经功能缺损之间有一定联系，鉴于部分患者出现了血性脑脊液，他们认为 tSAH 脑缺血的病理生理机制类似于自发性蛛网膜下腔出血。1972 年，有人回顾了 350 例脑外伤患者，血管造影发现 19%病人存在脑血管痉挛。且有不少病例因伤后动脉痉挛引起脑缺血出现神经功能障碍。

由于当时脑血管造影仅仅作为初步诊断的方法而没有重复多次进行复查，不可能明确伤后脑血管痉挛的确切发生率和时程。因此，伤后脑血管痉挛对继发性脑损害作用及其对患者预后评价尚有待深入探讨。

二、经颅多普勒超声检查所见

随着 CT 技术的进展，血管造影较少地应用于脑外伤病人。直至 TCD 无创检查手段应用于脑血管痉挛的检测，人们对 tSAH 对伤后脑血管痉挛和继发性脑损害作用才引起足够的重视。有人曾经设想，tSAH 类似于自发性 tSAH，都会造成脑血管痉挛，并成为继发性损害的一种形式。这一设想已为多名研究者所证实。不少临床观察结果表明重型脑外伤患者中，约 68%出现血管痉挛及血流量增高，他们观察到约 50%的患者血流速度升高的同时出现神经功能障碍。其中有50%的患者CT检查发现tSAH。

tSAH是脑外伤后最重要的病理生理改变之一，伤后首次CT检查发现阳性率高达40%。法医学及临床系列研究已发现tSAH与受伤的严重程度有关，同时亦观察到tSAH的存在可以使颅脑伤患者的预后恶化。tSAH的存在与脑血管痉挛密切相关，与继发性缺血性神经功能障碍有关，此观点已为血管造影及TCD超声检查研究所证实。

第五节 tSAH的临床实验室评价

tSAH颅脑损伤病人常伴有脑组织挫裂伤和脑组织变性坏死，大量生化物质进入血液循环。检测某些生化成分有助于了解病情发展和病人预后。

一、红细胞比容

脑的氧供取决于脑血流和血红蛋白的携氧能力。严重颅脑损伤后的急性贫血会显著影响脑供氧，导致继发性脑损伤。而贫血是可以避免和治疗的。在欧洲研究组3期临床研究中，入院时的平均红细胞比容平均低于正常值约5%。在所分析的各种类型中，入院时第一次检测的红细胞比容值相近，包括tSAH组和颅内血肿组。头部外伤后早期（数小时内）发生快速的血液稀释，使红细胞比容下降3～5个百分点。发生广泛性tSAH的患者红细胞比容下降更低。

有人研究发现能够充分供氧的红细胞比容低限是33%。红细胞比容低于正常的患者很容易缺氧，预后较差。我们发现约12%的患者的红细胞比容初始值低于30%，预后较红细胞比容正常者差，不良预后率高达55%。

二、白细胞

当头部创伤发生时，机体处于应激状态，血液中白细胞水平升高。尽管已有人研究了白细胞升高与SAH的关系。但颅脑损伤后早期的白细胞增高的意义尚不明确。白细胞升高部分体现了伤后3天内应激反应。实验和临床均显示了白细胞与原发性和继发性脑损伤的联系。白细胞水平升高，释放大量的炎性介质，是导致脑水肿的因素之一。有人发现早在伤后30分钟即有白细胞快速动员和浸润入坏死区。白细胞增高，释放炎性介质导致血管痉挛和缺血。最近，重型颅脑损伤的细胞和体液免疫已成为讨论的热点。这些变化可能与颅脑创伤后容易感染有关。在欧洲研究组3期临床研究的大宗病例中，入院时的平均白细胞计数为正常值的两倍。白细胞计数值升高多见于年轻患者。早期的体温升高与白细胞计数的升高没有关系，伤后3天白细胞计数趋向正常，随后再次升高。白细胞计数不同的患者的预后有显著差异。伤后白细胞计数不升高和高于20000/ml的患者预后较有中等程度升高（10000～20000/ml）的患者预后差。但tSAH和无SAH患者的白细胞计数无显著差异。

三、血小板

实验室检查和临床观察均提示颅脑损伤患者发生凝血障碍的概率升高。有人研究发现入院时的凝血障碍与继发性脑损伤呈显著相关。脑损伤可以启动凝血障碍，随后导致出血性和缺血性损害。血小板减少症本身与头部外伤病人的预后有关。但有人发现凝血功能障碍并非是颅脑伤病人预后的决定因素。

欧洲研究组3期临床研究的大宗病例中，19%的病人的血小板计数低于150000 /ml，6%的患者低于100000/ml，在tSAH病人和无tSAH病人中相似。如果把同组病人伤后6个月时的血小板值（258000/ml）作为正常值，我们可以发现入院时的血小板已有非常明显的下降。入院时的血小板值为209600/ml，3天后下降至167200/ml。高龄组、中等量和广泛性tSAH组的血小板下降更明显，分别为19800/ml和19600/ml。伤后3天，广泛出血的病人的血小板减少明显；7天后血小板计数平均升高至395700/ml。入院时血小板值低于150000/ml的病人预后明显较差（$P<0.001$）。另外，血小板计数可作为凝血机制紊乱的主要指标，但血小板计数正

常并不能排除其活性下降和功能障碍。也有研究还发现 tSAH 和无 tSAH 的病人的血小板计数值无明显差异。

四、血清转氨酶

血清酶学检查，如谷草转氨酶（sGOT）和谷丙转氨酶（sGPT），与脑损伤的严重程度和预后相关。人体各种组织均含有转氨酶，以肝、肌肉、心脏和脑的含量最高。严重脑损伤导致血脑屏障破坏，转氨酶释放入血。脑组织中 GOT 含量较 GPT 高。欧洲研究组 3 期临床研究发现，40％的病人有 sGOT 轻度升高，26％的病人有 sGPT 上升。伴有全身多器官损害的病人和饮酒后受伤的病人转氨酶升高更明显。但是否发生 tSAH 对血清转氨酶水平没有影响，转氨酶改变与预后没有相关性。

五、血清脂肪酶

欧洲研究组 3 期临床研究发现，有 14％的病人第一次检测的脂肪酶不在正常范围。入院时脂肪酶轻度升高，在伤后数天进一步升高。这与是否发生 tSAH 无关。饮酒后受伤的病人入院时的脂肪酶水平最高（135U/L）。脂肪酶水平的高低与预后无关。

六、血清淀粉酶

高淀粉酶血症患者入院时 GCS 评分较低，预后较差。颅脑损伤后的高淀粉酶血症并不提示胰腺损伤。对含有淀粉酶组织的任何损伤均可导致高淀粉酶血症。多发伤、休克、饮酒后受伤的病人常伴有淀粉酶升高。欧洲研究组 3 期临床研究的第一次测量检出 19％的病人淀粉酶水平高于 180U/L。饮酒后受伤的病人淀粉酶高达 147U/L。tSAH 和无 tSAH 病人没有差别。淀粉酶水平的改变与病人预后无关。

第六节 tSAH 的治疗

tSAH 的治疗包括：①在颅内压允许的情况下，采用腰穿或腰蛛网膜下腔置管技术，尽早清除蛛网膜下腔出血；②处理其他颅内损伤灶，血肿和粉碎性骨折等；③防治脑血管痉挛的药物，除了采用低分子右旋糖酐、丹参等活血化瘀的药物外，钙拮抗剂是最常使用的药物。

尼莫地平是在重型颅脑伤患者中研究的钙拮抗剂之一。临床循证医学研究证实它对动脉瘤性 tSAH 所致的缺血性脑损伤有预防和治疗作用。当然这一研究结果并非是结论性的。关于尼莫地平对 tSAH 欧洲研究组前 3 期临床研究结果表明，尼莫地平对重型颅脑伤病人无明显疗效，但对 CT 显示 tSAH 的患者则有一定的效果，显著地减低死残率。令人遗憾的是，随后在全世界 13 个国家 35 个医院进行的前瞻性多中心随机双盲对照研究（循证医学）发现尼莫地平对 tSAH 病人无任何疗效。但是，2009 年科克伦（Cochrane）循证医学中心发表《钙拮抗剂与急性颅脑损伤》的系统性综述，纳入 6 项随机安慰剂对照试验，其中尼莫地平研究 4 项（HIT Ⅰ 1990；HIT Ⅱ 1994；HIT Ⅲ 1996；HIT Ⅳ），尼卡地平研究 2 项（Compton 1990 和 Sahuquillo 2000），共包括 1862 名受试者。对尼莫地平研究的汇总分析结果显示，在外伤性蛛网膜下腔出血（tSAH）亚组患者中尼莫地平组死亡率显著降低（26.9% vs 38.9%，OR 0.59，95%CI 0.37～0.94），总死亡率和重度病残率也显著降低（48.2% vs 57.9%，OR 0.67，95%CI 0.46～0.98）。这提示，尼莫地平对蛛网膜下腔出血的颅脑损伤患者显示出明显的改善预后的益处。

一、钙拮抗剂尼莫地平治疗颅脑伤的药理学和疗效

钙在细胞内调节中起重要作用。在生理条件下，细胞内保持较低的游离钙离子浓度。在病理条件下，比如缺血性损害时，这种状

况无法维持，而细胞内钙浓度的增加启动了一系列导致细胞破坏乃至最终细胞死亡的病理过程。在脑内突触前神经末梢释放兴奋性氨基酸如谷氨酸的调节中，钙起关键性作用。这导致大量细胞钙内流和积聚，从而引起神经元死亡。

钙可以通过四种途径进入细胞：①电压调节钙通道；②受体闸门钙通道；③钠/钙交换通道；④非特异性钙内流。现已认识到1，4-二氢吡啶类如尼莫地平只能够选择性地阻断L-型电压敏感通道。此类通道的细胞浓度随不同组织而异。除存在于血管平滑肌和心脏外，这些特异性通道也存在于脑内。在神经元细胞膜约30%的钙离子内流是由L-型电压敏感通道实现的。

尼莫地平只能阻断钙通过L-型电压敏感钙通道，而对通过其他类型的电压敏感通道、受体介导钙通道或其他的钙内流则不起作用。尼莫地平的这种相对性阻断钙内流的能力，使之成为一种钙调制剂而并非仅仅是一种钙阻断剂。除了神经元之外，尼莫地平似乎还影响胶质细胞，但其临床关系尚不明了。据报道尼莫地平能够降低缺血脑组织中的酸中毒。

尼莫地平对脑的作用具有选择性，是由于其较高的膜-水分配系数，该系数使之具有高亲脂性并能在脑内快速和大量地分布。因而，尼莫地平对细胞内钙平衡的调节能预防脑缺血后细胞死亡，从而可能具有神经保护的价值。

与其他1,4-二氢吡啶类一样，钙拮抗剂尼莫地平具有很强的血管活性，作用于血管平滑肌。起初期望能用它来预防或逆转血管痉挛，但似乎并不理想。它通过扩张血管床而起作用，其水平超出血管造影可见的范围，也不能被TCD检测到。这种血管扩张效应主要见于软脑膜血管。早期研究发现增加缺血区域脑血流是通过改善脑侧支循环而实现的。然而，全身血管的进一步扩张可能会导致血压下降的结果，尼莫地平这种潜在的低血压效应可以危及脑灌注压，如果在急性脑损伤患者存在血流动力学不稳状态时则很危险。另外，尼莫地平对脑的微流变学效应也进行了研究。

利用缺血性脑损害实验模型的基本原理对尼莫地平进行研究。

使用钙拮抗剂对缺血性卒中和蛛网膜下腔出血进行了历来规模最大的临床研究。在诱发缺血性脑损害之前预防性地给予尼莫地平，这一模型在蛛网膜下腔出血得到成功的应用。由于血管痉挛所致缺血的进展被延迟，在局灶血流降低至缺血阈值水平之前就有足够的时间让尼莫地平开始发挥预防性作用。当然，尼莫地平可能并不能逆转血管痉挛，而且它的主要效应可能是通过选择性扩张脑血管而直接影响神经元活性。对已经发生的缺血性神经元损害的疗效不如其预防作用那样明显。

有人研究发现的尼莫地平对已发生的急性缺血性脑卒中的有效治疗并未能在其他研究中得到重复。对于这一令人失望的结果，有一种可能的解释是：开始尼莫地平治疗太迟。这些研究中大部分病人都在症状出现 48 小时以上。近来提倡在缺血性脑卒中症状出现 6 小时以内、甚至更早就应该开始治疗。在决定尼莫地平是否缺乏疗效的因素中，另一个可能起重要作用的因素是该药的低血压效应。如上所述，这种效应可能对许多患者产生副作用。

头部创伤中的缺血和缺氧及其引起的连锁性生化改变，最终导致神经元损害和死亡。这些改变通常是继发性的，在治疗干预之前往往还有一段治疗时间窗。脑保护剂可能在预防继发性神经元损害中发挥重要作用。因而，将尼莫地平用于治疗颅脑伤患者似乎是符合逻辑的。

尼莫地平能够通过预防颅脑伤患者的继发性缺血性损害而改善预后，在此假说基础上，都接受静脉注射尼莫地平 2mg/h 或安慰剂治疗，疗程连续 7 天。安慰剂治疗组和尼莫地平治疗组除年龄外，两组无差异。安慰剂治疗的患者平均年龄低于尼莫地平治疗组。伤后 6 个月随访发现，接受尼莫地平的颅脑伤患者预后无明显改善。其预后良好率由 59%升至 61%，死亡率由 25%降为 22%，无统计学显著差别。另外，对尼莫地平治疗 tSAH 的疗效进行了分析。可供分析的患者共 654 例，其中 210 例有 tSAH。两组患者除年龄稍有差别外无差异。尼莫地平的疗效与安慰剂相比较，尼莫地平治疗的患者平均年龄较高（尼莫地平组 42 岁，安慰剂组 39 岁）。

在首次 CT 检查即有 tSAH 的患者中，尼莫地平能显著地降低 tSAH 病人的死亡率和致残率。尼莫地平治疗的患者中有 51%预后不良，而安慰剂组中则达到 66%。这表明不良预后明显地下降了 23%。尼莫地平的应用使死亡率由 46%减为 32%，也有了显著的下降（$P<0.05$）。死亡率的降低并未引起持续植物状态生存和重残比例的增加。尼莫地平的疗效在年轻患者中较好。40 岁以下患者中有 33%预后不良，而安慰剂组中则达到 61%。尼莫地平治疗的生存者中，创伤后癫痫的发生率低于安慰剂治疗者（尼莫地平组 13%，安慰剂组 20%）。欧洲研究组三期临床前瞻性双盲研究与二期相同。但令人遗憾的是，在 1997 年至 2000 年在全世界 13 个国家 35 个医学中心正进行四期尼莫地平治疗 592 例 tSAH 病人的临床前瞻性随机双盲研究结果表明：尼莫地平治疗组预后良好率和死残率与对照组无统计学差异。循证医学研究结果充分证明尼莫地平对 tSAH 的无明显治疗作用。但是，2009 年科克伦（Cochrane）循证医学中心发表《钙拮抗剂与急性颅脑损伤》的系统性综述，纳入 6 项随机安慰剂对照试验，其中尼莫地平研究 4 项（HIT Ⅰ 1990；HIT Ⅱ 1994；HIT Ⅲ 1996；HIT Ⅳ），尼卡地平研究 2 项（Compton 1990 和 Sahuquillo 2000），共包括 1862 名受试者。对尼莫地平研究的汇总分析结果显示，在外伤性蛛网膜下腔出血（tSAH）亚组患者中尼莫地平组死亡率显著降低（26.9% vs 38.9%，OR 0.59，95%CI 0.37～0.94），总死亡率和重度病残率也显著降低（48.2% vs 57.9%，OR 0.67，95%CI 0.46～0.98）。这提示，尼莫地平对蛛网膜下腔出血的颅脑损伤患者显示出明显的改善预后的益处。

二、尼莫地平治疗的副作用

低血压是报道最多的尼莫地平引起的严重副作用之一，欧洲研究组三期临床前瞻性双盲研究用尼莫地平治疗的患者低血压的发生率较高（尼莫地平组 27 例，安慰剂组 22 例）。尽管低血压有所增多，但尼莫地平治疗的患者中不良预后少于安慰剂治疗者（尼莫地平组 56%，安慰剂组 83%)。其他较少报道的副作用有氨基转移酶、脂肪酶和淀粉酶的增高，但在安慰剂治疗的患者中更为常见。另外，尼莫地平是否会引起颅内压增高仍有争议，由于尼莫地平会引起脑血管扩张，继而可能会导致颅内压增高，但无任何临床研究证据。对于有 tSAH、广泛性脑挫裂伤脑水肿、颅内高压的颅脑伤病人，应该在严密连续动态颅内压监测下才能使用尼莫地平。一旦发现在使用尼莫地平时，颅内压逐渐增高（尤其 ICP>30mmHg）时，应该慎用尼莫地平。

第七节　tSAH 病人的预后

欧洲颅脑创伤专家团分析 67 家欧洲医院 1005 例中重型颅脑创伤病人 CT 扫描资料，发现 tSAH 与颅脑创伤病人预后具有相关性。无 tSAH 病人预后良好率为 41%，而有 tSAH 病人预后良好率仅 15%。

Maas 教授等分析了欧洲 IMPACT 颅脑创伤病人资料库中的 7407 例 tSAH。他们发现基底池消失（OR 2.45；CI 1.88～3.20)、tSAH（OR 2.64；CI 2.42～2.89）和中线移位（1～5 mm - OR 1.36；CI 1.09～1.68)；>5 mm - OR 2.20；CI 1.64～2.96）与病人预后差有密切相关。

欧洲研究组 3 期临床研究提示 tSAH 病人伤后 6 个月预后明显差于无 tSAH 的同期颅脑伤病人。无 tSAH 病人的不良预后为 30%，tSAH 病人为 60%（$P<0.001$)；两组的植物生存状态发生率和重残率则相似。tSAH 病人的不良预后发生率为无 tSAH 病人的 2 倍。

一、出血量与预后

不良预后率直接与首次头颅 CT 所显示的出血量相关。出血量越大，死残率越高。第一周的死亡主要发生在有广泛蛛网膜下腔出血的病人中（表 7-1)。Fisher 分级与预后：Fisher 分级与预后的关系近似于出血量的半定量分类。脑室内出血的 tSAH 病人预后最差。第一周内死亡主要发生于 Fisher 4 级的病人。一组意大利 141 例入院 CT 扫描证实有 tSAH 病人的临床分析资料也发现 28 例（19.9%）病人预后不佳，tSAH 范围和出血量与病人预后密切相关（$P<0.001$）。

表 7-1　出血量与伤后 6 个月预后（Hijdra 评分法）

	D/V/S（%）	死亡（%）
无 SAH	30	14
tSAH	60	42
少量 SAII（1~6）	45	29
中等量 SAH（7～12）	66	45
广泛 SAH（>12）	71	53

二、出血部位与预后

出血部位对预后也有明显影响（表 7-2）。出血常见于大脑半球凸面，但基底池出血时危险更大。当基底池前部发生 tSAH 时不良预后率最高。天幕部位的出血对预后没有显著影响。

表 7-2　出血部位与伤后 6 个月时的预后

	D/V/S（%）	死亡（%）
半球凸面（左/右）	60	38
纵裂池	69	53
侧裂池		
外侧部分（左/右）	68	49
基底部分（左/右）	74	56
鞍上池（左/右）	72	59
环池（左/右）	72	50
四叠体池（左/右）	69	38
天幕（左/右）	52	43

注：D（death）死亡；V（vegetative status）植物生存；S（severe deficits）重残。

三、头颅 CT 的影像学改变与预后

正如 Fisher 分级系统，脑室系统内出血的不良预后率很高。tSAH 同时伴有脑内血肿的预后较差，当伴有接近大脑半球凸面硬脑膜的脑挫裂伤时则相对较轻。

四、人群分布和临床因素与预后的关系

欧洲研究组 3 期临床研究提示年龄不是决定 tSAH 病人预后的主要因素。饮酒后受伤对 tSAH 病人预后亦无显著影响。其他因素如多发、颅骨骨折、开颅血肿清除术、颅内高压等均显著影响病人预后。显著影响 tSAH 患者预后的因素有伤后早期的意识状态和低血压。这些因素同样影响无 tSAH 患者的预后。在 tSAH 病人中，伤后早期意识状态是最重要的决定因素，其中以运动评分最有意义。在伤后早期昏迷越深、预后越差。影响 tSAH 和无 tSAH 患者预后的另一重要因素是低血压。当收缩压低于 90mmHg 时，提示病人预后不佳。

五、功能评估

颅脑损伤后 6 个月评估患者的记忆力、个性改变、语言障碍、轻偏瘫，以及社会属性和能否参加工作。tSAH 和无 tSAH 生存者的主要差异在于言语障碍、社会属性的改变。伤后 6 个月，三分之二的生存者未能恢复工作，是否发生 tSAH 无明显相关。

六、创伤后癫痫

欧洲研究组 3 期临床研究的全部病例中，创伤后癫痫的发病率为 8%。tSAH 病人的创伤后癫痫发病率为 17%，是无 tSAH 病人的 2 倍。创伤后癫痫可能是由于 tSAH 出血和血红蛋白释放的铁离子沉积导致痫灶的形成。

七、创伤性脑积水

临床一组301例tSAH病人随访发现，36（11.96%）病人出现梗阻性脑积水。病人是否合并脑室出血及tSAH厚度与脑积水发生率有关。

（江基尧　张　骛）

第 8 章　弥漫性轴索损伤诊疗

一、概述

弥漫性轴索损伤（diffuse axonal injury，DAI）是一种严重的颅脑损伤。弥漫性轴索损伤的概念源于 1956 年 Strich 在描述颅脑损伤后植物生存患者时所用的术语，即大脑白质弥漫变性，1982 年由 Adams 等正式命名。弥漫性轴索损伤是指在剪应力的作用下，胼胝体、大脑半球白质、脑干等中线结构的神经轴索和小血管受到损伤，没有明显的占位性损伤灶，以伤后早期数小时至数天出现轴突肿胀和轴突回缩球为病理特征，主要表现为意识障碍，是颅脑损伤后植物生存、重残的常见原因。

二、流行病学

弥漫性轴索损伤可单独发生，也可以与颅骨骨折、颅内血肿、脑挫裂伤等各种不同类型的颅脑损伤同时发生，常见于交通事故导致的损伤，也可见于坠落和打击所致的损伤。在住院的颅脑损伤患者中，约 40%～50%有弥漫性轴索损伤，但不同的文献报道有所不同。国内文献报道弥漫性轴索损伤约占重型颅脑损伤的 28%～42%，死亡率高达 50%。美国创伤昏迷数据库（TCDB）资料显示，在闭合性重型颅脑损伤，56%患者有弥漫性轴索损伤，弥漫性轴索损伤死亡率 24%，其中重型弥漫性轴索损伤死亡率为 50%。

三、发病机制和病理

1982 年 Gennarelli 等设计出瞬间旋转模型，将狒狒在非打击力作用下，以颈部为中心，按头颅矢状面、冠状面、轴位面作旋转加速运动，在胼胝体发现轴索肿胀、轴索球等特征性病理变化，与人脑弥漫性轴索损伤相似，建立弥漫性轴索损伤动物模型，认为剪应力在其中起到重要作用。1994 年 Ross 等采用幼猪作冠状面旋转，也制作出弥漫性轴索损伤模型。1994 年 Marmarou 等改进打击负荷模型，将大鼠置海绵垫上，用牙胶将钢垫固定于大鼠颅骨穹隆部，450g 铜棒从不同高处坠落撞击钢垫产生弥漫性轴索损伤。1998 年 Nishimoto 等也证明了除角加速外，直线加速也可造成弥漫性轴索损伤。国内的学者通过旋转装置，也成功制作大鼠弥漫性轴索损伤模型。通过对弥漫性轴索损伤动物模型的研究，丰富了人们对弥漫性轴索损伤发病机制的认识。

目前一般都认为弥漫性轴索损伤是外力使头部产生旋转或直线加速度，而脑灰质和白质组织密度不同，导致运动加速度不同，同时由于组织的不易屈性，突然的加速或减速运动，特别是旋转运动，产生瞬间剪应力，不同密度的脑组织发生相对位移，造成轴索损伤和小血管断裂。在外力直接损伤的基础上，神经组织继发损伤，但是确切的损伤机制有待深入研究。现有三种不同的学说：①经典学说认为颅脑外伤瞬时产生剪应力和张力撕断脑神经元轴突，使轴突回缩，轴浆聚集成球状，轴索反应性肿胀，形成轴突回缩球。但有不少的研究者在制作动物弥漫性轴索损伤模型后立即作病理学检查未发现轴突撕裂和中断，在伤后数小时轴索回缩球形成时髓鞘通常保持完整，在受到剪应力最大的部位轴索损伤并不严重，这些发现提示弥漫性轴索损伤为继发性损伤可能。②沃勒变性学说认为颅脑外伤瞬时产生剪应力和张力会导致轴浆流动障碍，轴突局部肿胀，轴突近端仍与神经元胞体保持联系，而远端与神经元胞体中断联系，发生沃勒变性，此时轴突的髓鞘仍保持完整。随后轴突局部肿胀的远端与近端轴突及神经元细胞体分离，神经元胞体内产生的轴浆成分流至轴突肿胀分离部位再反流至胞体，由此进一步加重轴突局部肿胀，最后形成轴突回缩球。轴索回缩球形成一般需 6～24h，伤情越重，轴索回缩球形成时间越短。③钙离子学说认为正常生理情况下神经细胞外钙离子不能通过轴突膜进入轴索内，外伤瞬时产生剪应力和张力会导致轴突膜牵拉造成膜通透性增加，细胞外钙离子流入轴突内，轴突内钙离子浓度明显升高，继而激活中性蛋白酶使核丝溶解、细胞结构崩解、轴突运转中断、轴突肿胀以及轴突回缩球形成。

弥漫性轴索损伤主要发生在轴索聚集的区域，如胼胝体、脑干、白质和基底节等。病理显示灰、白质交界处及白质区弥漫或成簇的小斑点状出血灶，基底节、内囊、脑室和脑干出现散在小斑点状出血灶，胼胝体纤维全部或部分中断；吸收期弥漫的小斑点状出血灶被吸收，较大的小出血灶囊变，瘢痕形成；恢复期可有脑白质萎缩、脑室扩大。光镜下可见轴索球，这是诊断弥漫性轴索损伤的重要依据。电镜下可见神经纤维结构紊乱、轴索肿胀断裂。简单地说，弥漫性轴索损伤病理特征为：①轴索肿胀、断裂和“回缩球”；②脑桥、中脑和胼胝体有小斑点状出血。1989 年 Adams 对弥漫性轴索损伤进行了病理分级：Ⅰ级为大脑半球旁矢状的轴索损伤；Ⅱ级为Ⅰ级并且胼胝体局灶性损伤；Ⅲ级为Ⅱ级并且大脑脚局灶性损伤。病理分级越高，昏迷程度越深，昏迷时间越长，后遗症越严重。

四、临床表现

【症状体征】

昏迷是弥漫性轴索损伤最主要的临床表现，多数患者伤后立即昏迷，昏迷程度深、持续时间长，一般超过 6 小时以上。单纯的弥漫性轴索损伤多无明显的神经定位体征，部分患者可有瞳孔的改变，单侧或双侧瞳孔散大，去脑强直或肌肉松弛。由于弥漫性轴索损伤可与脑挫裂伤或其他类型的颅脑损伤同时并存，可以有相应损伤的表现。后期有认知障碍、运动障碍或者长期昏迷等。根据临床表现的严重程度，弥漫性轴索损伤可分为 3 型：①轻型，昏迷时间在 6～24 小时；②中型，昏迷时间超过 24 小时以上，但没有去脑强直；③重型，昏迷时间超过 24 小时以上，伴有去脑强直或肌肉松弛。

【辅助检查】

1. CT 检查

CT 的特点是“病情重但影像学轻”，CT 可无异常发现，有异常者多数表现为胼胝体、脑干、第三脑室周围和白质区等中线结构以及灰、白质交界处单发或多发点状高密度灶，提示为小出血灶，没有明显的脑挫裂伤灶及颅内血肿。可合并有脑肿胀、蛛网膜下腔出血等。

2. MRI 检查

MRI 是目前诊断弥漫性轴索损伤最好的辅助检查，主要是通过对小出血灶和水肿的显示，能够显示 CT 没有发现的小出血灶，不同的 MRI 检查方式对弥漫性轴索损伤诊断的敏感性不同。①常规的自旋回波 T1 及 T2 加权常用于显示损伤后脑组织的形态改变，主要表现为：大脑白质、胼胝体、小脑和脑干背侧点状 T1 加权高信号灶，提示小出血灶，或低信号灶提示水肿。T2 加权和液体衰减反转恢复序列（FLAIR）上，非出血性剪应力损伤灶表现为高信号灶。FLAIR 显示水肿方面优于 T1 和 T2。后期可有弥漫性脑萎缩、脑室代偿性扩大的表现。②扩散加权成像（diffusion weighted imaging，DWI）：常规 MRI 对针尖样的小出血及轻微水肿显示困难，DWI 能显示出血灶周围水肿及小血管断裂引起的局灶性脑缺血，灵敏度高于 T1、T2 及 FLAIR 序列。③扩散张量成像（diffusion tensor imaging，DTI）：提供脑组织超微结构的信息，白质纤维示踪技术可显示白质纤维束的完整性和行径，确定弥漫性轴索损伤的范围。④小角度激发快速梯度回波序列（fast low angle shot，FLASH）：能显著提高 MRI 检出脑内小出血灶的敏感程度，显示一般序列所不能显示的小出血灶。⑤磁敏感加权成像序列（susceptibility weighted imaging，SWI）：是利用体磁化率效应，不同组织之间磁化率差异可以引起相位效应差异从而产生图像对比的磁共振成像法。SWI 是目前诊断弥漫性轴索损伤比较好的检查方式。⑥磁共振波谱（magnetic resonance spectroscopy，MRS）可以检测 N-乙酰门冬氨酸（N-acetylaspartate，NAA）、胆碱复合物

（choline-containing compounds，Cho）、肌酸复合物（creatine compound，Cr）等代谢产物信号，可以用绝对数量值或信号强度比值来反映其在体内浓度的变化。NAA 代谢水平的降低和 Cho 代谢水平的升高可提示轴索损伤。NAA/Cr 比值下降和 Cho/Cr 比值升高是弥漫性轴索损伤的标志，与弥漫性轴索损伤的严重程度、昏迷持续时间及神经功能结局明显相关，对预后评估有很大的帮助。但由于在急性期病情不宜做 MRS，检查的时间窗和检查区域的如何选择等原因，MRS 还不能广泛用于弥漫性轴索损伤的诊断。

3. 神经电生理学检查

可反映弥漫性轴索损伤神经功能的改变，以脑干听觉诱发电位（BAEP）和体感诱发电位（SEP）最常用，可检测脑干及皮质传入通路的功能状况。脑干听觉诱发电位各波的变化均反映相应脑干节段的功能状态，适用于对脑干功能损伤的检测，并有一定的定位价值，损伤越近脑干、程度越重，脑干听觉诱发电位异常越明显；而体感诱发电位则常用于评估患者预后，初始双侧皮质反应消失常预示死亡，正常体感诱发电位常提示预后良好。

五、诊断与鉴别诊断

（一）诊断参考标准

由于弥漫性轴索损伤是以病理特征为诊断依据的一种颅脑损伤，一般情况下难以获得病理诊断，多以临床表现和影像学检查作为诊断参考：①外伤后起病，特别为旋转暴力所致。②伤后持续昏迷超过 6 小时，而无神经定位体征。③CT 无明显占位病灶或表现为脑肿胀，脑灰白质分界不清，脑白质、胼胝体、脑干及小脑可见小出血灶，可伴蛛网膜下腔出血。④MRI 表现：脑白质、胼胝体、脑干及小脑可见斑点状出血灶，或表现为脑肿胀。⑤可伴有其他损伤，如硬膜下及硬膜外出血、颅骨骨折等。

（二）鉴别诊断

主要与脑挫伤鉴别，弥漫性轴索损伤好发于胼胝体、皮髓质交界区和脑干等中线部位，呈类圆形或斑点状，直径一般小于 2 cm，而脑挫裂伤多见于着力或对冲部位，呈斑片状或不规则形，常累及皮质，但有时候脑挫裂伤也同时伴有弥漫性轴索损伤。

六、治疗

（一）基本原则

遵循所有急救的“ABC”原则，进行生命监测和神经系统监测，控制颅内压，防治并发症，神经营养，对症治疗，促进神经功能康复。有条件时应进入 NICU，进行体温、呼吸、血压、脉搏、血氧饱和度、血气分析和中心静脉压等基本生命监测，进行神经系统体征临床观察，进行颅内压、脑灌注压、脑血流、脑组织氧分压、脑电生理等各种专科监测。

（二）一般治疗

保持气道通畅，必要时行气管插管。如果估计患者短期内不能清醒，应及早行气管切开，维持呼吸循环生命征的平稳，必要时使用呼吸机和升压药物，避免低血压和低氧血症造成继发性脑损伤。适当镇静镇痛，保持头 15°～30°以利于颅内静脉回流、降低颅内压。部分病人可出现中枢性高热、癫痫、应激性溃疡、肺部感染、高血糖和水电解质紊乱等各种并发症致病情加重，应及时查明原因给予对症处理。另外应加强营养支持治疗，患者昏迷不能进食应给予胃管鼻饲或静脉高营养。

（三）控制颅内压

有条件应在颅内压监护下治疗，单纯的弥漫性轴索损伤一般颅内压不高，如果 ICP 小于 20mmHg 无须脱水治疗。部分患者可能伴有脑肿胀出现颅内高压，如果 ICP 大于 20mmHg 则给予甘露醇脱水治疗，20%甘露醇每次 0.25～1g/kg。美国 2007 年重型颅脑损伤救治指南不再推荐采用激素（地塞米松等）改善颅脑创伤病人预后和控制颅内压，大剂量甲基强的松龙会增加中、重型颅脑创伤病人死亡率，不宜使用。如果通过脱水等药物治疗 ICP 大于 25mmHg，脑灌注压 CPP 小于 65mmHg，特别是伴有脑肿胀者可考虑手术减压，行一侧或双侧额颞顶大骨瓣减压，扩大修补硬脑膜。

（四）神经营养保护药物

虽然目前还缺少Ⅰ级临床循证医学证据证实神经营养保护药物的有效性，但从药物作用机制和动物试验的效果来说，这些药物有应用的理由，可根据病人的情况选用。如：胞二磷胆碱、神经节苷酯等，以及氧自由基清除剂。钙离子拮抗剂能够减少钙离子超载及脑水肿、降低轴索损伤程度，还能够预防脑血管痉挛、减轻脑组织的迟发性缺血，从而保护脑功能。

（五）亚低温治疗

能够减轻脑水肿及降低颅内压，还能够稳定轴膜、抑制钙离子内流及谷氨酸和氧自由基生成、保护微管和神经微丝，从而减少轴索肿胀、断裂。

（六）高压氧治疗

对生命征平稳者，可尽早进入高压氧舱治疗，能够提高血氧含量和张力，改善脑组织缺血、缺氧情况，减轻脑水肿，对促进患者苏醒有帮助。

（七）神经康复治疗

现代神经康复认为应该从急性期就开始进行康复，从受伤后现场急救就开始注意脑神经功能保护，及时抢救合理用药，尽可能减轻脑的继发性损伤。当患者生命征平稳危险期度过后，针对患者的具体情况开始恰当的功能锻炼，进行康复治疗，如理疗、针灸、运动等促进康复，减轻残疾的程度，促进患者早日回归社会，获取较好的生活质量。

（八）其他特殊药物治疗

他克莫司（tacrolimus，FK506）和环孢素A（Cyclosporin-A，CsA）属于免疫抑制剂，国外研究表明，FK506和CsA能够抑制钙调神经磷酸酶的激活，从而减轻外伤性轴索损伤后的轴索运输障碍。

在体外实验中，髓鞘抑制物Nogo-A单克隆抗体（IN-1）可以阻断髓鞘对轴突生长的抑制作用，使轴突再生。NEP1-40是

Nogo－66 的受体 NgR 的竞争性拮抗剂，阻断 Nogo－66 与 NgR 的结合，抑制轴突生长的作用就受到限制，于是轴突能够再生。国外应用 NEP1－40 治疗胸髓损伤的大鼠，发现轴索损伤处有明显的轴突发芽反应，并获得了显著的功能恢复。这些研究将为弥漫性轴索损伤治疗提供新的药物。

七、预防

弥漫性轴索损伤为外伤所致，最常见于交通事故，因此要以预防为主，遵守交通规则，安全行驶，避免事故。在生产工作中要遵守操作章程，避免意外伤害。一旦发生事故伤害，应及时抢救合理治疗。

（杨潮华　游　潮）

第9章　脑干损伤诊疗

脑干损伤（Brain Stem Injury）是指中脑、脑桥和延髓等结构受到的创伤，为一种严重的颅脑损伤，约有10％～20％的重型颅脑损伤伴有脑干的损伤。它常分为原发性脑干损伤和继发性脑干损伤两种。前者是在外界暴力的直接作用下造成的损伤；后者是指因严重的脑损伤后，继发于脑疝或脑水肿引起的损伤。

一、受伤机制与病理

当外力作用于头部时，脑干除了可直接撞击于斜坡骨质外，还可受到大脑和小脑的牵拉、扭转、挤压等作用，其中以鞭索性、扭转性和枕后暴力对脑干的损伤最大。额面部受击可使脑干腹侧冲撞在斜坡骨质；头部侧方受力易使脑干嵌挫于同侧小脑幕切迹缘；后枕部受力时，脑干可直接撞击在斜坡与枕骨大孔骨质；头部突然加速扭转运动时，大脑、小脑与脑干的不同步转动，导致脑干受到扭曲和牵拉。另外，在头部因突然仰俯运动所致鞭索性运动以及枕骨凹陷性骨折时，延髓受损机会较多。当头部受到剧烈的打击、颅骨严重变形时，脑室内脑脊液冲击波亦可造成中脑导水管周围或第四脑室底的损伤。

原发性脑干损伤的病理改变常为脑组织挫伤伴局灶性出血和水肿，中脑被盖区多见，脑桥及延髓被盖区次之。也有因剪应力而造成神经轴索损伤，是弥漫性轴突伤的一部分。

继发性脑干损伤为脑干受压、移位、变形使血管断裂引起脑干组织出血和软化等损伤。

二、临床表现

脑干不仅含有大部分的颅神经核团（除了嗅神经和视神经），

而且全身感觉、运动传导束皆通过于此，呼吸、循环中枢亦位脑干下方的延髓内，其内的网状结构是参与维持意识清醒的重要结构。因此脑干损伤后，除了有颅神经的功能障碍外，意识、运动、感觉的障碍往往较重，可导致呼吸、循环功能的衰竭，危及生命。

1. 意识障碍：原发性脑干损伤的典型表现为受伤后立即出现持续性的昏迷，轻者对痛刺激有反应，重者昏迷程度深，甚至可致生命体征紊乱。中脑损伤，网状结构受损严重，多表现为程度不同的意识障碍。脑桥损伤，可致持久的意识丧失，恢复慢，甚至植物生存状态。

2. 呼吸、循环功能紊乱：中脑内有侧视中枢，中脑损伤可导致凝视麻痹，头眼水平运动反射消失等。呼吸节律调节中枢和长吸中枢位于脑桥内，脑桥损伤易导致呼吸紊乱、节律不齐、或抽泣样呼吸。延髓内的吸气和呼气中枢受损时，导致呼吸抑制和循环紊乱，呼吸缓慢、间断，心率快弱、血压下降，心眼反射消失。因此，原发性脑干损伤，特别是脑桥、延髓损伤后，可产生急性呼吸功能衰竭，伤后出现自主呼吸立即停止，或者出现呼吸先深而快，而后深而慢，不规则，直至完全停止。同时，循环功能亦出现衰竭表现，但比呼吸衰竭程度轻。当呼吸停止后，心跳尚可维持数小时或数日。如及时抢救，呼吸机维持呼吸，心跳可维持数小时或数日，但已属脑死亡状态。继发性脑干损伤，出现的呼吸、循环衰竭呈逐渐演变的过程，早期有中枢性代偿，表现为血压升高、脉搏缓而有力、呼吸深快。随着损害加重，表现为血压下降、脉搏细速、呼吸慢而不规则的失代偿表现，直至呼吸心跳停止。

3. 去大脑强直：为中脑损伤的重要表现。促进伸肌收缩的中枢位于中脑前庭核水平，抑制伸肌收缩的中枢位于中脑红核及其周围网状结构。两者受损，即出现去大脑强直状态。表现为伸肌张力增高，双上肢过伸并内旋、下肢过度伸直、头部后仰，呈角弓反张状。损伤较轻者为阵发性发作，严重者为持续发作状态。另外，还表现为头、眼垂直运动反射和睫状节脊髓反射消失等。

4. 眼球活动和瞳孔变化：眼球的活动和瞳孔的调节功能由动

眼神经、滑车神经及展神经等颅神经支配，其神经核团均位于脑干内。脑干损伤时出现的相应表现，在临床上有定位意义。中脑损伤累及动眼神经核时，瞳孔大小变化，光反应消失或迟钝，可有眼球活动障碍。脑桥损伤时，瞳孔缩小，可针尖样大小，光反射消失，双侧眼球同向偏斜或分离。脑干损伤严重者，双侧眼球固定，瞳孔散大，光反射消失。

5. 锥体束征：为上运动神经元损害出现的原始反射。它包括肢体肌力下降、肌张力增高、腱反射亢进及病理反射阳性。脑干损伤后，可出现单侧或双侧锥体束征，以双侧为多见。但严重损伤的早期，处于神经功能急性休克状态，全部反射可消失。病情稳定后才可锥体束征。

三、诊断与鉴别诊断

【诊断】

颅脑创伤后立即神志不清并进行性加重、瞳孔大小多变、早期发生呼吸、循环功能衰竭、出现去大脑强直及双侧病理征阳性，可诊断为原发性脑干损伤。

【鉴别诊断】

脑干损伤与脑挫裂伤、颅内出血等的鉴别。由于脑干损伤往往与脑挫裂伤或颅内出血等同时发生，临床症状类似，大部分病人均需借助 CT 或 MRI 检查方能明确。在显示脑内小出血灶或挫裂伤方面，尤其是在甄别脑干的细微损害方面，MRI 扫描优于 CT。

四、治疗

脑干损伤的治疗与脑挫裂伤的治疗基本相同。轻度脑干损伤，经治疗后，症状能较快好转。重度脑干损伤者，疗效差，死亡率高，其死亡率几乎占颅脑损伤死亡率的三分之一，若延髓平面受创，自主呼吸消失 2 小时以上，几乎无治愈的可能性。

在治疗过程中，急性期主要是给予脱水、神经营养、供氧、降温、增强免疫力、高压氧、预防并发症等治疗。纠正呼吸和循环紊乱，维持机体内环境的稳定，保护脑干功能不受继发性伤害。

（一）现场救治与转运

脑及全身的复苏，应该在颅脑外伤后即刻开始并加以维护。美国外科学院制定的固定模式—ABC 系统：即 A 呼吸道通畅、B 人工呼吸、C 人工循环，其目的是在于迅速评估和立即开始维持正常的生命体征，之后紧随更详细的诊断和治疗。低氧症和低血压，可使加重病情，增加死亡率。

（1）保持呼吸道畅通　急救时应边查原因，边清除口腔或鼻咽部的分泌物、呕吐物、血液块等异物，患者头侧位，放入通气导管或暂时牵出患者舌头，或气管内插管，保证全身供氧。

（2）使血压稳定　颅脑外伤后出现低血压通常是短暂的，一般在首次临床评估前已经纠正。若病人出现持续的休克状态，多是颅脑开放性创伤或其他合并伤导致的失血性休克。头皮暂时缝合、加压包扎、骨折固定及其他止血处理。另外经输液维持收缩血压在 100 mmHg。

（3）转送　昏迷病人在保证呼吸道畅通、血压稳定后，才能转送。对疑有颈椎损伤者，要注意保持头颈的自然伸直位置，提防脊髓损伤。

（二）急诊室治疗

急诊室处理是对重度颅脑外伤病人在移送到急诊室后，继续维持生命体征的平稳、进行脑复苏、以及全身其他损伤的诊治，并尽快进行脑及脊髓等的影像学检查。目的是阻止由全身或/和原发性中枢神经系统损伤引起的继发损害。

（三）住院治疗

1. 轻度脑干损伤

对于轻度脑干损伤病人，可按脑挫裂伤处理原则进行治疗，能使部分可逆性脑干损伤得到神经功能的恢复。具体措施有：

（1）绝对卧床休息，可给予罗通定等镇痛类药物，应避免使用有中枢抑制作用的吗啡类药物；恶心、呕吐者可给予止呕药物；焦虑失眠者可给予地西泮等药物。

(2) 监测生命体征的变化，维持血压稳定，昏迷者维持呼吸道的通畅并吸氧。

(3) 有脑干水肿者，尽早应用脱水治疗，以防止脑干水肿的加重。

(4) 发热病人应用物理降温，以保护脑组织。维持水、电解质、血糖的平衡。

(5) 伴有蛛网膜下腔出血者，可行腰椎穿刺，引流脑脊液，以减轻头痛。

(6) 应用神经生长因子、神经营养因子，促进轴突的修复。

2. 重度脑干损伤

重度脑干损伤的病人疗效差，其死亡率几乎占颅脑损伤死亡率的三分之一，若延髓损伤、自主呼吸停止2小时以上，则救治希望甚微。在治疗过程中，急性期主要是给予激素、脱水、降温、供氧、神经营养等药物治疗，纠正呼吸和循环紊乱，尽可能地维持机体内、外环境的平衡，保护脑干组织不再受到继发性伤害。如果出现脑干水肿时，CT、MRI可见脑干肿大、密度减低，环池及第四脑室压闭，病人死亡率高达70%，应及时给予强力脱水、冬眠降温及巴比妥等治疗。恢复期应着重于脑干功能的改善，可用促醒药物，高压氧治疗，增强机体抵抗力和防治并发症。

1) 神经内科监护病房（Neurological Intensive Care Unit，NICU）的内科治疗

所有重度脑干损伤的病人均应转入NICU进行严密和系统的监护治疗。

(1) 病情的观察

对于原发性脑干损伤的病人，除脑干组织损伤外，脑干内继发出血和继发水肿是导致病人死亡的主要原因。通过观察病人的意识、GCS评分、瞳孔大小及对光反应、生命体征、神经体征等指标，记录比较，发现病情变化后早作处理。

(2) 呼吸道处理

重度脑干损伤病人常有呼吸道不畅、呼吸困难，由此引起低氧

血症和高碳酸血症，使脑血管扩张、脑血容量增加、颅内压增高等，加重病情。控制性通气对重度脑干损伤的病人可以改善预后。若病情需要，气管插管超过 3d，可考虑作气管切开。这有助于吸除痰液，降低呼吸阻力，提高通气功能，增加氧分压。低节律的控制性通气可帮助塌陷的肺泡再扩张，阻止因肺不张而引起的肺内分流。及时做血气分析，维持 $PaCO_2$ 水平在 30～35mmHg，并通过调整氧流量，使 PaO_2 维持在 80 mmHg 以上。可采用拍背、抽吸方法或必要时用支气管镜清除气道内黏液性阻塞物。采用控制性呼吸治疗有以下理由：①可防止突然、始料不及的低氧发生，通过维持正常 PaO_2 和低 $PaCO_2$ 能降低已增高的颅内压，使脑血管容量减少，有效提供充分的氧供应脑组织。②早期应用可帮助扩张塌陷的肺泡，阻止肺水肿和肺不张的发展。③减少病人的能量消耗。

目前，不主张应用过度通气治疗颅高压，如果 $PaCO_2$ 维持在 25～30 mmHg 的范围内能使血管明显收缩而致脑缺血。近年来发现，重度脑干损伤的病人，伤后最初的 6～12 h 内，脑血流值持续最低，之后逐渐增加。因此，创伤后可能相对或完全脑缺血存在的 24 h 内给予过度通气将产生最有害的作用。将 $PaCO_2$ 维持在30～35 mmHg，直至颅内压恢复正常。

（3）脱水治疗

脑水肿是颅脑外伤后常见的继发性病变，控制脑干水肿的发生和发展是重度脑干创伤病人的重要措施。采用的脱水治疗不仅可以减轻脑干水肿、降低颅内压，而且还可改善脑供血，以阻断脑干水肿的恶化。对于尿崩者或脱水已明显者则应暂缓脱水。常用的药物有：高渗性脱水药、利尿性脱水药、碳酸酐酶抑制剂和其他脱水剂。

①高渗性脱水药　主要是通过提高血液渗透压，使脑组织中的水分向血液内转移，减轻脑干水肿。常用药物有 20％甘露醇、甘油果糖和人血白蛋白。A. 20％甘露醇，脱水作用强且快，作用时间较长。成人每次 250ml（0.25mg/kg～1.0g/kg），30min 内滴完，6 h 后可重复使用。当收缩压≤90mmHg 时慎用。甘露醇有明

显的利尿作用，可使血钠、血钾的排出量明显增加，应注意补给。值得注意的是，该药物使用后可使血容量突然增加，心输出量明显增加，可出现心衰或肺水肿等并发症，特别是儿童、老人和有心力衰竭病史者更应注意。长期使用者需注意对肾功能的影响作用。B. 甘油果糖，一种新型脱水剂，其脱水作用较缓和，对肾无损害，多用于恢复期的病人或有肾功能不全的病人。成人常用剂量为250ml，间隔8～12 h 1次。C. 人血白蛋白，以增加血液的胶体渗透压，单纯使用效果不明显，与20%甘露醇联合应用可提高疗效。成人常用量为50ml静滴，每天1～2次。

②利尿性脱水药　可致血液浓缩、渗透压增加，使脑组织脱水，减轻脑干组织水肿。常用药物有呋塞米（速尿）、依他尼酸（利尿酸）。成人常用剂量呋塞米为20～40mg静注，8～12h给药1次，用药后5～10min起效，1～2 h后发挥最大作用。

③碳酸酐酶抑制剂　如乙酰唑胺可以使脑脊液分泌减少50%，从而降低颅内压，降低对脑干的压迫。成人剂量为0.25 g，口服，每天3次。

目前认为，20%甘露醇、呋塞米和人血白蛋白联合用药是最理想的脱水治疗方法。单一的脑干损伤时，小剂量20%甘露醇治疗可能效果更好。

④其他脱水剂

高渗氯化钠溶液，对顽固性颅内高压患者在接受正规降颅压治疗的同时，应用3%的高渗氯化钠溶液进行脱水。高渗氯化钠溶液降颅压的机制，除了高渗脱水作用外，还与钠离子极性和内皮细胞离子通道有高亲和性，使钠离子不聚集在脑组织中有关。虽然有明显降颅内压作用，但效果不确定。

吲哚美辛（消炎痛）、三羟甲基氨基甲烷（THAM）等药物有用于临床治疗脑水肿的报道，其机制可能是改善脑血管自动调节功能、减少乳酸代谢产物、进而减少脑水肿的发生有关，但临床应用极少。

（4）激素治疗

肾上腺皮质激素可改善或调整血-脑屏障功能与降低毛细血管

通透性，因此，对血管源性脑水肿疗效较好。其作用可以归纳为下述三点：①由于激素的抗炎作用，能强化细胞及细胞膜。②预防病变血管壁及细胞膜透过性亢进。③对于血脑屏障的损害有防卫作用和修复作用。

目前不推荐应用糖皮质激素进行脱水、降颅内压的治疗，因为其不会改善预后，且禁忌在中、重度脑干损伤的病人应用大剂量甲基强的松龙等激素，因其会增加病人的死亡率。

(5) 亚低温治疗

将休温控制在30～35℃称为亚低温。亚低温对脑干损伤的病人是否有脑保护作用，仍存有争议。一般认为它适应于重度原发性和继发性脑干损伤病人。

亚低温治疗的原理：①降低脑细胞的氧耗量，减少乳酸集聚，促进脑组织 pH 值恢复正常；②保护血脑屏障，减轻脑水肿的程度；③抑制内源性毒性产物，如兴奋性氨基酸、乙酰胆碱、儿茶酚胺和 5-羟色胺等物质的释放，有效地减轻继发性脑损伤；④减少钙离子内流，阻断钙对神经元的毒性作用；⑤减少脑细胞结构蛋白破坏，促进脑细胞结构和功能修复；⑥减轻弥漫性轴索损伤的程度并防止损伤加重。

降温方法包括全身降温和局部降温，全身降温比较可靠。用冰毯或降温床垫使脑温和中心体温降至32～35℃，一般维持2～4d。实施亚低温时，使用肌松剂和镇静剂，以阻止肌肉震颤，同时使用呼吸机以防止呼吸肌麻痹。复温时采用每1～2d恢复1℃的缓慢升温方式，复温速度每小时不超过0.1℃。应用预防性低温治疗脑干损伤病人的预后评分（GOS）明显增高，但没有降低其死亡率。

(6) 巴比妥类药物治疗

重度脑干损伤颅内高压病人经降颅内压治疗未能取得疗效，可采用该项治疗。其作用机制：①降低脑的代谢率，改善氧供，改善神经元缺氧；②选择性降低脑血管阻力，尤其是损伤区的血管；③抑制脑缺血引起的抽搐，清除自由基并抑制由此引起的离子紊乱、脑水肿及细胞膜破坏；④使全身代谢率下降，血压及心率下降，脑血容量减少，颅内压下降。

临床常用药物为巴比妥钠或硫喷妥钠。前者作用快，容易测定其血液浓度，停药后意识恢复较快，在颅内压稳定后即可停药。运用此类药物治疗期间，应当监测生命体征、颅内压及氧分压等指标，颅内压维持在15～20 mmHg以下，如有血压下降时，应输血补充血容量。

(7) 抗生素治疗

脑干损伤后由于病人的抗感染能力下降，容易发生神经系统或其他系统感染，故伤后给予抗生素以防止感染。在未明确病原菌之前，作为预防性措施宜采用广谱抗生素，一旦感染，应作血液、排泄物等的细菌培养及药敏试验，根据药敏试验结果选用能透过血脑屏障的最敏感抗生素。

颅脑外伤病人感染的常见致病菌有葡萄球菌、革兰阴性菌、铜绿假单胞菌、变形杆菌和厌氧菌。抗生素的应用剂量宜大，以提高药物在血中和脑脊液中的浓度，但对老年人和儿童应适当调整用量。可选用有协同作用的药物联合应用，以增加疗效。对有重要脏器功能损害的病人，应调整剂量和间隔时间谨慎用药，避免使用影响脏器的药物。

气管插管前使用抗生素，可降低肺炎发生。在气管切开前使用抗生素，可缩短机械通气时间，但不能降低死亡率和减少吸入性肺炎发生。

(8) 低血钠与高血钠综合征的治疗

重度脑干损伤有时同时伴有下丘脑的损伤，而发生抗利尿激素不适当分泌综合征（SIADH），它是临床引起低血钠综合征的常见原因。临床上经测定血钠、尿钠和渗透压值可予以早期诊断。SIADH治疗的主要方法是通过限制液体入量来排除过多的水分。

重度脑干损伤后，可因昏迷、高热、大汗、过度换气，或因脱水、控制入水量而引起高血钠综合征。该症较低血钠综合征远为少见，但其对脑病理形态的影响很大，死亡率较高，应予以足够重视。其治疗宜补液多于补钠，并要求在48h内逐步补给。当有休克时，宜先予胶体溶液纠正之。

(9) 抗癫痫治疗

重度脑干损伤者，应早期预防性应用抗癫痫药物，但预防性抗癫痫治疗无须超过1周，以避免长期应用药物对神经行为的负面影响。但是也有学者指出，目前不主张预防性应用抗癫痫药物。

早期预防性抗癫痫治疗可应用苯妥英钠、丙戊酸钠、卡马西平等药物。若病人有癫痫发生，则需按正规方法予以较长时间的治疗。

(10) 高压氧治疗

在高压氧舱内，给予1个大气压（101.33kPa）以上的纯氧，通过人体血液循环以携带更多的氧到受损的组织和器官内，增加血氧弥散和组织内的氧含量，迅速改善和纠正组织缺氧，防止或减轻缺氧性损害的发生和发展，促进受损组织的修复和功能恢复，从而达到治疗的目的。

常压下脑缺氧往往不易纠正，但在高压氧状态下，可以增加血、脑组织和脑脊液的氧含量和储氧量；提高血氧弥散能力和增加有效的弥散距离；降低脑血流，增强脑的氧化代谢，促进脑功能的恢复；使脑血管收缩降低颅内压、脑水肿等。从而迅速改善脑缺氧的发生和发展，纠正脑缺血缺氧性损害。

高压氧治疗的副作用主要有气压伤、氧中毒和减压病等，只要按照一定的治疗方案，严格操作均可以防止发生。

(11) 营养支持治疗

重度脑干损伤病人的机体代谢率升高，并在一周内进行性增高达正常人的1.6～1.8倍，故对能量的需要明显增加。由此不仅影响组织的愈合，也使病人的免疫力明显下降，容易并发各种感染。另外，伤后的高血糖可导致脑内乳酸性中毒，进一步加重脑组织的伤害。故伤后营养支持非常重要。

重度脑干损伤病人的鼻饲常开始于外伤后第4～5天，而全胃肠外营养可较早给予。可选择平衡氨基酸液，在应激状态下应用高支链氨基酸，以及应用含氨基酸、脂肪乳剂和葡萄糖的混合营养液，以减少蛋白质的分解。同时可给维生素、微量元素等，并注意水、电解质平衡及酸碱平衡。特别是在伤后7天内，应当尽可能给予全部营养替代法，病人体重下降30%时，死亡率明显增高。

2）手术治疗

轻度脑干损伤病人，一般不需要手术治疗，可按脑挫裂伤处理原则进行治疗。

原发性脑干损伤，一般无手术指征。

继发性脑干损伤，特别是因颅高压、脑疝压迫脑干时，则需开颅手术，解除对脑干的压迫。对幕上血肿或大脑梗死导致的颞叶钩回疝，采用标准开颅去大骨瓣减压手术，解除对脑干的继发性伤害。对于四脑室、小脑血肿、挫伤小脑扁桃体疝，压迫脑干，采用开颅后颅窝减压手术，避免脑干的继发性损伤。

（刘志雄　刘运生）

第10章　颅神经损伤诊疗

一、概述

颅神经是颅内一组神经的总称，主管头面部的多种功能，如嗅觉、视觉、味觉、眼球活动、面部的运动和感觉、言语和进食等。多种原因都可导致颅神经损伤，依据损伤的性质和程度不同可以引起各种功能障碍，如嗅觉丧失、失明、复视、耳聋、面部感觉减退或感觉丧失、面瘫，甚至导致发音和进食困难等。这些症状的出现严重地影响了患者的日常生活和社会活动，降低了生活质量，也给家庭和社会带来了巨大的压力。因此，预防和减少颅神经损伤的发生、恢复那些被损伤的颅神经功能一直是广大患者和医务工作者努力的方向。

早在20世纪初，人们就对颅神经的功能有了比较清楚的认识，只是限于当时的医疗条件，颅脑损伤的治疗目的着重于挽救患者的生命，而对颅神经损伤后的功能障碍未能予以重视。随着现代医学的发展，颅脑损伤的救治水平快速提高，患者死亡率逐年降低，患者有了更多重返社会的机会，对生存的质量也有了更高的要求。可喜的是近30年来围绕颅神经的显微解剖、颅神经损伤后的再生过程以及促进颅神经功能重建的措施等方面都取得了显著的进步，尤其是随着神经科学技术的进步和显微神经外科技术的发展，颅神经损伤后的功能修复水平和手术重建颅神经功能的成功报道日益增多。我们有理由相信，随着神经细胞学、分子生物学以及神经发育和再生科学技术的进步，颅神经损伤后的功能重建水平一定会大幅度提高。

二、病原学

多种原因均可导致颅神经损伤，如头部外伤、炎症、肿瘤、血液循环障碍、颅脑手术等。其中颅脑损伤后颅底骨折所致的颅神经损伤最为常见，依据颅底骨折的范围不同可以出现不同组合的颅神经功能障碍。前颅底骨折：筛板骨折导致嗅神经损伤，视神经管骨折导致视神经损伤，蝶骨小翼骨折可导致眶上裂综合征（表现为视神经、动眼神经、滑车神经和展神经损伤）。中颅底骨折：蝶骨大翼骨折常合并蝶骨小翼骨折引起眶上裂综合征，蝶骨体骨折常引起海绵窦综合征（表现为视神经、动眼神经、滑车神经、展神经、三叉神经和颈内动脉损伤），颞骨岩尖部骨折可导致岩尖综合征（表现为三叉神经、动眼神经、滑车神经和展神经损伤），颞骨岩部外伤致内听道周围骨折可引起面神经和前庭神经损伤。后颅窝骨折发生率较低，多因骨折线波及颈静脉孔和舌下神经孔导致后组颅神经损伤。临床上混合性的颅底骨折导致的多组颅神经同时损伤比较常见，需要根据受伤经过、头部影像学检查和系统的颅神经功能检查做出正确的诊断。产伤导致的新生儿颅神经损伤仍然有一定的发生比例，多见于自然分娩和难产应用产钳的患儿。医源性损伤也是导致颅神经损伤的常见原因之一，前颅底和鞍区肿瘤手术可致单侧或双侧视神经损伤，眶内肿瘤手术可致视神经、动眼神经、滑车神经和展神经损伤，海绵窦区肿瘤手术可致三叉神经、动眼神经、滑车神经和展神经损伤，桥小脑区肿瘤手术可致面神经、前庭神经以及后组颅神经损伤，脑干肿瘤手术由于颅神经核损伤可致各种颅神经功能障碍。同样脑干梗死或颅神经滋养血管损伤也可导致不同程度的颅神经功能障碍。总之，可能引起颅神经损伤的原因多种多样，确切的病因学诊断是实施正确治疗的前提和关键。

三、流行病学

由于颅神经损伤后的功能修复水平还十分有限，所以了解颅神经损伤的流行病学特征是预防颅神经损伤和提高颅神经损伤救治水平的重要前提。外伤性颅神经损伤和医源性颅神经损伤是最常见的两种类型。头外伤病人伴嗅神经损伤者约为3%～10%。颅脑外伤合并视神经损伤的发生率为0.5%～4%，临床早期准确诊断并不容易，一旦错过治疗时机将导致视力不可逆损害，对昏迷病人更容易漏诊。颅脑损伤伴面神经损伤的发生率约为3%，伤后有外耳道溢血及溢液的病人，其中20%可能合并面神经损伤。慢性中耳炎发生面神经麻痹者约为5%。前颅底骨折合并嗅神经损伤的概率超过50%，前颅底骨折合并脑脊液鼻漏的患者出现嗅神经损伤的概率超过80%，而且嗅神经损伤很容易被患者和医生疏忽，丧失了最佳的治疗时机。据文献报道，15%以上的鞍区肿瘤手术后可出现不同程度的视神经损伤，大型鞍结节脑膜瘤、颅咽管瘤和鞍膈脑膜瘤手术导致的视神经损伤比例高达30%。海绵窦肿瘤直接手术后40%以上的患者会出现复视，这可能与动眼神经、滑车神经以及展神经损伤相关。大型听神经瘤术后80%以上的患者出现不同程度的听力障碍或听力完全丧失，同时伴有不同程度的周围性面神经麻痹。面肌痉挛微血管减压术后3%～8%的患者会出现不同程度的迟发性面瘫，这可能与面神经迟发性水肿、血管痉挛导致的面神经缺血性改变有关。颅底区域肿瘤本身可引起颅神经损伤，而且颅底肿瘤术后的辅助放射治疗更容易导致颅神经损伤。比如鼻咽癌初诊时有13%～25%的患者伴有颅神经损害，以三叉神经和展神经最为多见，Ⅸ～Ⅻ颅神经侵犯相对少见，而鼻咽癌放射治疗后颅神经损伤发生率约为5%～20%，放射性神经损伤则以Ⅸ～Ⅻ颅神经损伤最为多见。从目前资料来看，任何一支颅神经均可发生放射性损伤，舌下神经损伤发生率最高，迷走神经损伤次之。放射性颅神经损伤可以发生于放疗后任何时间，但以3～7年为多见。各支颅神经损害潜伏期有所差异，视神经损伤潜伏期最短，中位潜伏期为1～2年，Ⅸ～Ⅻ颅神经较长，为5～6年。据孔琳等报道放射性颅神经损伤的5年累积发生率为10.3%，10年累积发生率为25.4%，累积发生率曲线呈上升的趋势，说明随着生存时间的延长，放射性颅神经损伤的发生率会逐年增加，如随访时间不够长会低估放射性颅神经损伤的发生率。

四、发病机制和病理生理

多种原因可以导致颅神经损伤，如机械损伤、肿瘤、炎症、血管性疾病、物理性和化学性损伤以及营养不良等。机械损伤可以引起颅神经受压、挫伤、甚至完全断裂。肿瘤可以直接侵犯颅神经或压迫颅神经出现神经性水肿。炎症可直接侵犯破坏颅神经或者通过炎症因子及微循环障碍导致颅神经损伤。血管性疾病主要通过压迫和微循环障碍导致颅神经损伤。无论何种原因导致颅神经损伤，都可能导致颅神经脱髓鞘改变、颅神经水肿或神经纤维断裂，而且混合性颅神经损伤最为常见。颅神经损伤后的病理生理过程符合周围神经损伤的变化规律。按损伤程度不同，可分为三类：①神经传导功能障碍，神经暂时失去传导功能，神经纤维不发生退行性变。数日或数周内功能可自行恢复，不留后遗症。②神经轴索中断，神经受钝性损伤或持续性压迫，轴索断裂致远端的轴索和髓鞘发生变性，神经内膜管完整，轴索可沿施万鞘管长入末梢，多能自行恢复。③神经断裂，神经完全断裂后神经功能完全丧失。颅神经损伤后，其损伤部位近、远端神经纤维将发生沃勒变性。远端轴索及髓鞘在伤后数小时即发生结构改变，2～3 天渐分解成小段或碎片，5～6 天后，吞噬细胞增生，吞噬清除碎裂溶解的轴索与髓鞘。与此同时，施万细胞增生，约在伤后 3 天达到高峰，持续 2～3 周，使施万鞘形成中空的管道，近端再生的神经纤维可长入其中。近端亦发生类似变化，但仅限于 1～2 个郎飞结。神经断裂伤后，其胞体亦发生改变，称为轴索反应，即胞体肿大，胞浆尼氏体溶解或消失。损伤部位距胞体愈近反应愈明显，甚至可致细胞死亡。伤后 1 周，近端轴索长出许多再生的支芽，如果神经两断端连接，再生的支芽长入施万鞘管并以 2～4 mm/d 的速度向远端生长，直至终末器官，恢复其功能，不能长入施万鞘管的支芽则萎缩消失。而且施万细胞逐渐围绕轴索形成再生的髓鞘。如神经两端不连接，近端再生的神经元纤维组织，迂曲呈球形膨大，称为假性神经瘤。远端施万细胞和成纤维细胞增生，形成神经胶质瘤。

五、临床表现

颅神经损伤后表现为相应颅神经的功能障碍。嗅神经损伤后出现单侧或双侧嗅觉丧失。视神经损伤后的表现多种多样，症状可以是单侧也可以是双侧，可表现为视野缺损、视力下降或失明，功能障碍可在受伤后即刻出现（如神经管骨折导致的视神经损伤），也可在受伤数天后出现（如鞍区手术后出现的视神经损伤）。另外视觉通路不同区域损伤后的表现不同，如视神经损伤后出现单侧视力下降，视交叉损伤表现双颞侧偏盲，视束损伤后出现同向偏盲，视放射损伤后可表现不同象限的同向偏盲，临床上对视野和视力的检查有助于定位诊断。动眼神经、滑车神经和展神经损伤后都表现为不同方向上的眼球运动障碍，眼球固定和复视为患者的主要表现，眼球在各个方向上的运动幅度、瞳孔大小和直接与间接对光发射有助于明确诊断。三叉神经损伤后出现面部、口腔等三叉神经支配区域的感觉减退或感觉丧失，半月节以外的各分支损伤只出现相应区域的感觉障碍，下颌神经损伤还可出现咀嚼肌乏力，半月节及其后根损伤出现整个区域的感觉障碍，脑干病变导致的三叉神经核损伤后出现感觉分离，如延髓病变可导致温痛觉丧失而触觉保留，脑桥病变可导致触觉丧失而温痛觉保留。面神经损伤表现为周围性面瘫，出现同侧表情肌麻痹、闭眼困难、鼻唇沟变浅、流涎以及舌前2/3区域的味觉丧失，但是面神经核以上部位病变导致的面瘫仅累及眼裂以下的面部区域（称为核上性面瘫或中枢性面瘫）。前庭神经的刺激性损伤导致耳鸣和眩晕，而前庭神经的破坏性损伤导致听力下降甚至耳聋。一侧舌咽神经损伤表现为同侧舌后1/3味觉丧失，舌根及咽峡区痛觉消失，同侧咽肌力弱及腮腺分泌明显障碍。临床上舌咽神经单独发生损伤者少见，常与后组颅神经损伤同时发生，一侧舌咽，迷走神经或其神经核损害时，可出现同侧软腭麻痹，咽部感觉减退或消失，咽反射消失，声带麻痹，悬雍垂偏向健侧，病人出现声音嘶哑和吞咽呛咳等。双侧舌咽神经损伤后病人进食、吞咽、发音均有严重障碍，病人发“啊”的声音时软腭和悬雍垂偏向健侧，甚至不能发音和吞咽，唾液外流等，称真性球麻痹。一侧副神经脊髓支损伤后，同侧胸锁乳突肌及斜方肌麻痹，向对侧转头无力，患侧肩下垂，不能耸肩，致使肩胛骨位置偏斜，双侧损害时，病人头颈后仰及前屈无力。单侧舌下神经损伤后出现同侧舌肌麻痹，伸舌时舌尖偏向患侧，病侧舌肌萎缩，两侧舌下神经损伤后则舌肌完全瘫痪，舌位于口腔底不能外伸，并有言语、吞咽困难。

六、诊断与鉴别诊断

颅神经损伤的诊断包括病因诊断、定性诊断和定位诊断。病因诊断目前主要依赖病史和影像学检查。根据患者出现的颅神经功能障碍不难做出颅神经的定性诊断，但定位诊断比较困难。视神经损伤的定位诊断主要依赖视野缺损的部位与范围，比如单眼视力下降提示单侧视神经损伤，出现双颞侧偏盲提示视交叉损伤，出现同向偏盲提示视束损伤，不同象限的同向偏盲提示视放射损伤可能，管状视野提示视觉皮质损伤的可能。动眼神经损伤需要鉴别中枢性损伤和外周性损伤，外周性损伤表现为病侧瞳孔扩大及光反应消失，中枢性损伤多引起不全麻痹，且多为两侧性。滑车神经麻痹很少单独出现，多与动眼神经损伤和展神经损伤同时出现。由于展神经在颅底行程较长，多种原因均可导致其损伤，比如脑桥病变导致的展神经麻痹常与面神经麻痹同时出现，桥小脑角区和岩尖区病变导致的展神经麻痹常与动眼神经、滑车神经麻痹及三叉神经损害症状同时出现，单独的展神经麻痹应首先考虑颅底肿瘤如鼻咽癌的可能。面神经损伤：一侧面部表情肌的完全瘫痪、患者不能闭眼、额纹消失、口角歪向对侧提示一侧面神经周围支损伤，一侧眼裂以下区域的面肌瘫痪、口角歪向对侧、但额纹存在则提示中枢性面瘫，另外面神经肌电图的检查有助于判断面神经受损的程度。前庭神经损伤后出现的听力障碍需要与多种疾病进行鉴别：内耳眩晕病又称梅尼埃病以发作性听力障碍、耳鸣和眩晕为特点。前庭神经元炎常发生于上呼吸道感染后，表现为急性起病的眩晕、恶心、呕吐、眼球震颤和姿势不平衡，一侧前庭功能减退，但无听力障碍。变温试验显示前庭功能减退，治疗后多能恢复。迷路炎患者有发热、头痛、耳部疼痛等感染症状，同时出现阵发性眩晕、剧烈耳鸣，恶心、呕吐，然后出现听力障碍，周围血象提示感染性改变，外耳道检查可见鼓膜穿孔。位置性眩晕的眩晕发作常与特定的头位有关，无耳鸣、耳聋。

七、治疗

颅神经损伤的治疗至今仍然是一个很棘手的问题，总体上包括病原学治疗、一般与综合治疗和外科治疗。临床上需要根据不同患者的具体情况选择合适的治疗方案。

1. 病原学治疗：颅神经损伤后首先应该明确病因，并针对病因积极治疗。比如治疗肿瘤引起的颅神经损伤首先应考虑切除肿瘤，治疗颅高压引起的颅神经损伤应当考虑尽快缓解颅高压，治疗动脉瘤性颅神经损伤应当夹闭动脉瘤并解除对颅神经的压迫，治疗炎症性颅神经损伤首先应当控制感染等。

2. 一般治疗

所有颅神经损伤后均可以给予一般与综合治疗，包括神经营养性药物的使用，激素的使用，高压氧治疗、功能锻炼等。神经营养性药物包括维生素 B_1、B_{12}（或弥可保）、神经生长因子（NGF），在损伤后的 2～4 周之内以肌肉注射或静脉给药为主，4 周之后多以口服药物为主，最佳治疗时期为损伤后的 12 周，12 个月之后颅神经恢复的几率大大减少。激素的使用：颅神经损伤均伴有不同程度的神经水肿，建议在颅神经损伤后 2～3 周之内给予激素治疗，可以选择强的松、地塞米松或甲基强的松龙。高压氧治疗理论上越早越好，但前提是患者的身体状况能够耐受高压氧舱治疗的风险。

3. 外科治疗

外科治疗主要包括视神经管减压治疗视神经损伤、面神经管减压治疗面神经损伤、自体解剖重建治疗运动性颅神经损伤以及神经替代重建治疗颅神经损伤。虽然目前的显微神经外科技术已经得到了迅速发展，但除了单纯运动神经（滑车和展神经）治疗效果较好外，其他颅神经重建后的功能恢复水平仍很不理想。**神经管减压手术**：适用于伤后早期视力进行性下降，并伴有视神经管骨折、变形和狭窄的病人，而对于视神经已经断裂或者伤后视力有恢复趋势的患者不适合进行视神经管减压手术。减压手术应当尽早进行，伤后6小时之内为最佳的手术时机，手术采用硬膜外入路，在蝶骨平台与前床突之间磨除视神经管顶壁和外侧壁，同时打开视神经鞘以获得充分减压。**面神经管减压手术**：适用于面神经管骨折导致的面神经膝部以外的严重面瘫，手术采用经中耳或乳突入路磨开面神经管，同时打开面神经鞘获得充分减压。由于面神经损伤后存在自身恢复的可能，早期治疗应以非手术治疗为主，只有当面神经已经完全断裂或4～6个月保守治疗无效的患者才考虑手术治疗。**颅神经断裂损伤后的直接解剖重建**，主要适用于运动性颅神经的离断性损伤，如滑车神经、展神经、舌下神经和副神经，动眼神经和面神经的离断损伤也可尝试直接解剖重建修复。这类手术主要适用于医源性的颅神经断裂损伤，要求在术中对断裂的神经直接进行断端吻合或采用生物胶粘合。尽管这类手术在文献中有成功报道，但为数较少，只有面神经直接解剖重建后有望获得较好的功能修复。**颅神经损伤后的移植重建或替代重建手术**：主要适用于面神经和副神经的完全损伤。面—副神经吻合术，是将副神经的中枢段与面神经的周围段端端吻合，为了防止胸锁乳突肌和斜方肌的萎缩，目前主张采用副神经的胸锁乳突肌支与面神经吻合。面—舌下神经吻合术，是将舌下神经降支与面神经周围支端端吻合，这较面副神经吻合术避免了垂肩等并发症，但又增加了舌肌萎缩的可能。面—膈神经吻合术，是将膈神经中枢段与面神经周围段端端吻合，手术操作虽然较面副神经吻合术及面舌下神经吻合术复杂，但术后出现替代神经功能障碍的概率较小，因为膈神经的再生能力较强，而且两侧膈神经之间存在较多的吻合支。

（李世亭）

第 11 章　脊髓创伤诊疗

一、概述

脊髓创伤（traumatic spinal cord injury）是一种严重的神经系统创伤，约占全身损伤的 0.2%～0.5%，在全球具有高发生率、高致残率、高耗费以及发病年轻化等特点。脊髓创伤后由于神经元死亡、轴突变性和脱髓鞘常常造成患者不同程度的瘫痪和/或大小便障碍，导致劳动能力丧失，生活不能自理以及远期的各种并发症，其后果是终身性和毁灭性的，不仅给病人和家庭造成巨大的身心痛苦，也给国家和社会带来沉重的经济负担。近百年来，医学界先后采用了包括药物、手术、物理以及细胞移植等多种方法来治疗脊髓创伤，取得了长足的进步。

二、流行病学

随着医疗技术的发展，脊髓创伤后的各种并发症得到良好的预防和治疗，患者的生存期明显延长，因此脊髓创伤导致的残疾病人逐年增多，每年耗费大量人力、物力和财力。脊髓创伤在世界上总发生率约为（15～40）人/百万人/年；在美国，每年新增病例约 11000 人，发生率为 40 人/百万人/年，约有 SCI 病人 250000 人；中国北京市的调查显示，发病率为 60 人/百万人/年，其中青年人是脊髓创伤的高发人群，21～30 岁的发病人数占总人数的 23.6%。脊髓创伤常见的原因包括交通事故、矿井塌方、房屋倒塌、高处坠落、极限运动以及锐器伤和火器伤等。脊髓创伤最常见的受损水平是中低颈段，其次是胸腰交界处，胸段和腰段的发生率则紧随其后。脊髓创伤后可产生包括运动、感觉以及自主神经在内的损害，引起一系列的临床症状和体征。

三、发病机制和病理生理

脊髓创伤后的病理生理机制主要有原发性创伤和继发性创伤。前者是指发生在创伤当时，由直接作用于脊髓的机械暴力造成的神经元、胶质、血管结构的细胞死亡，主要包括脊髓震荡、脊髓挫裂伤等。后者是指由缺血缺氧、兴奋性氨基酸毒性、脂质过氧化作用、离子稳态失衡、细胞凋亡等各种机制导致的继发性细胞死亡，主要包括脊髓水肿、脊髓压迫伤和椎管内出血等。

1. 原发性脊髓创伤

（1）脊髓震荡，比较轻微的一种脊髓创伤，伤后出现短暂的神经传导及反射功能障碍，自行恢复，无肉眼可见的病理改变，显微镜下有时可见小灶性出血或神经元和轴突变性，数周后能够恢复正常。

（2）脊髓挫裂伤，根据损伤程度不同病理改变不同，一般将有挫伤但软膜保存完好的损伤叫脊髓挫伤：而软膜和脊髓均有不同程度的破裂、出血及坏死的损伤，称脊髓裂伤。肉眼可见挫裂伤区脊髓呈紫红色，镜下可见灰质内广泛出血并向内质扩散、神经纤维变性、髓鞘消失、神经元肿胀、染色质溶解、尼氏体消失、崩解等变化，损伤严重的脊髓可完全破坏甚至断裂。

2. 继发性脊髓创伤

（1）脊髓水肿，脊髓缺血、缺氧或脊髓受压突然解除时，都可使脊髓出现不同程度的水肿，可分为血管源性和细胞毒性水肿两种，前者主要是血脑屏障损害，毛细血管渗透性增加导致，后者主要是细胞代谢障碍引起。

（2）脊髓压迫伤，脊柱创伤后，移位的椎体骨折片、破裂的椎间盘组织、局部的血肿等均可压迫脊髓，当脊髓受压时间过长或受压过重时，脊髓因缺血、缺氧而坏死液化，最后形成瘢痕或出现萎缩等病理改变。

（3）椎管内出血，脊柱外伤后，硬脊膜内的或硬脊膜外的小血管破裂出血，形成血肿，使椎管内压力升高而压迫脊髓，出现不同程度的继发性脊髓缺血、出血、水肿和坏死。脊髓继发性损伤的机制十分复杂，各种机制之间相互影响共同起作用，主要包括缺血缺氧、炎症/免疫损伤反应、兴奋性氨基酸毒性、脂质过氧化作用、自由基创伤、离子通道失衡、钙超载、能量代谢障碍以及细胞凋亡等。

四、临床表现

【分类】

按脊髓是否与外界相通，可以分为开放性和闭合性创伤；按着力点与损伤的关系分为直接性创伤和间接性损伤，后者又分为屈曲型损伤、伸展型损伤、旋转型损伤以及垂直压缩型损伤；按脊髓创伤的程度分为完全性损伤和不完全性损伤。

【临床表现】

1. 闭合性损伤

（1）脊髓休克，它是指脊髓横断后与高级中枢失去联系，断面以下的脊髓暂时丧失反射活动，处于无反应状态。主要表现为：在断面以下脊髓所支配的骨骼肌紧张性减退甚至消失，出现迟缓性瘫痪、感觉功能丧失、外周血管扩张、血压下降、括约肌功能障碍以及各种反射减退或消失。通常在数小时内开始恢复，2～4 周完全恢复。脊髓休克与脊髓震荡在早期临床表现相似，但两者有着本质的区别。脊髓震荡恢复后不遗留任何神经系统后遗症，而脊髓休克恢复后遗留有运动、感觉和各种反射不同程度的障碍。

（2）运动功能障碍，受伤平面以下的骨骼肌运动功能出现完全性或不完全性丧失，后期则出现肌肉的松弛和萎缩。

（3）感觉障碍，创伤平面以下的痛觉、温度觉、触觉及本体觉视损伤程度的不同出现不同程度的减弱或消失。

（4）反射功能障碍，脊髓休克期，脊髓创伤节段以下反射消失，休克期过后则有腱反射亢进，髌阵挛、踝阵挛及病理反射阳性等。

（5）自主神经功能紊乱，常可出现 Horner 综合征、麻痹性肠梗阻、受损平面以下皮肤不能出汗等。

(6) 大小便障碍，脊髓休克期表现为尿潴留，系膀胱逼尿肌麻痹形成无张力性膀胱所致。休克期过后，若脊髓创伤在骶髓平面以上，可形成自动反射膀胱，残余尿少于100ml，但不能随意排尿。若脊髓创伤平面在圆锥部骶髓或骶神经根损伤，则出现尿失禁，膀胱的排空需通过增加腹压或用导尿管来排空尿液；大便也同样出现便秘和失禁。

2. 开放性损伤

(1) 具有开放伤口。

(2) 神经系统的症状和体征。

(3) 脑脊液漏。

(4) 可能合并有胸腔、腹腔脏器或颈部血管、气管和食管的损伤。

【综合征】

1. 脊髓半横断综合征（Brown-Sequard Syndrome）：表现损伤平面以下的对侧痛温觉消失，同侧的运动功能、位置觉、运动觉和两点辨觉丧失。

2. 脊髓中央损伤综合征：在颈髓损伤时多见，表现上肢运动丧失，但下肢运动功能存在或上肢运动功能丧失明显比下肢严重，损伤平面的腱反射消失而损伤平面以下的腱反射亢进。

3. 脊髓前部损伤综合征：表现为损伤平面以下的痛温觉和运动功能消失，而触觉、位置觉、振动觉、运动觉和深压觉完好。

4. 脊髓后部损伤综合征：表现损伤平面以下的深感觉、深压觉、位置觉丧失，而痛温觉和运动功能完全正常。

5. 圆锥损伤综合征：特点是脊髓与神经根合并受累，同时存在上运动神经元与下运动神经元的损伤。

6. 马尾损伤综合征：病人表现为单纯的下运动神经元损伤，不但下肢反射减弱，而且肠及膀胱反射也减弱，预后较好。

【辅助检查】

1. X线平片：可以发现有无脊柱骨折、脱位或骨片突入椎管压迫脊髓等。

2. 脊髓造影：自从MRI出现后现很少应用。

3. CT：可以较好地观察椎管、蛛网膜下腔、脊髓三者间的关系，了解脊柱骨折片、软组织、异物是否对脊髓造成压迫，有无椎管内出血等。

4. MRI：可以清楚的显示椎体及其附件、椎间盘和脊髓创伤所致的形态和信号强度的变化，纵向显示脊髓创伤的节段长度、范围，观察脊髓水肿、实质内出血、坏死液化，继发性脊髓囊变或空洞形成及陈旧性血肿等。

5. 腰椎穿刺：可以发现脑脊液内的血液或脱落的脊髓组织，至少可以证明蛛网膜下腔有无出血，当Queckenstedt试验有梗阻时，可以说明脊髓有受压的情况。

6. 神经电生理：体感诱发电位和运动诱发电位可以辅助判断有无脊髓创伤及是否完全性损伤，可以辅助判断脊髓创伤的预后。

7. 肛周肌电图：可以辅助评价肛门括约肌的功能。

8. 尿流动力学检查：可以辅助评价逼尿肌和括约肌的功能。

五、诊断与鉴别诊断

【诊断】

根据受伤史以及受伤后的运动、感觉、反射功能、自主神经功能和大小便功能障碍以及相应的辅助检查，一般都能诊断。诊断主要包括两方面，即定位诊断和损伤程度分级。

定位诊断可以根据功能障碍的平面结合受伤史和辅助检查做出。损伤分级目前大多采用美国脊髓创伤联合会（ASIA）制订的脊髓创伤评分：

A级（完全性损伤）：在脊髓创伤神经平面以下，包括骶段S4～S5（鞍区）无任何运动及感觉功能保留。

B级（不完全性损伤）：在脊髓创伤神经平面以下，包括骶段S4～S5区有感觉功能保留，但无任何运动功能保留。

C 级（不完全性损伤）：在脊髓创伤神经平面以下有运动功能保留，但脊髓创伤神经平面以下有一半以上的关键肌肌力小于 3 级。

D 级（不完全性损伤）：在脊髓创伤神经平面以下有运动功能保留，且脊髓创伤神经平面以下至少有一半的关键肌肌力等于或大于 3 级。

E 级（正常）：感觉和运动功能正常。

附注：对 C 级或 D 级的患者，他们必须是脊髓不完全性损伤患者即在骶段 S4～S5（鞍区）有感觉或者运动功能的保留。此外，患者必须具备以下两项之一：①肛门括约肌有自主收缩；②脊髓创伤神经平面以下有三个节段以上保留有运动功能。

【鉴别诊断】

主要和脊髓栓系综合征鉴别，局部暴力可以使该综合征患者症状加重，出现行走困难，括约肌功能障碍等。MRI 一般能够区别，该综合征表现为圆锥位置降低，终丝增粗，伴有脊柱裂或椎管内、皮下的脂肪瘤。

六、治疗

1. 一般治疗

现场的急救主要包括畅通气道、呼吸和循环支持以及伤口的包扎和固定。正确的搬运方法非常重要，三或四人位于伤者一侧，同时将其水平抬起，放在木板上，勿使脊柱前后晃动或扭转，头两侧放置沙袋，尽快送到专科医院。进入医院后一般治疗主要有吸氧、监测生命体征、基本生命支持、合并伤处理、相关辅助检查以及其他妥善的护理等。

2. 药物治疗

（1）甘露醇、呋塞米：可以减轻伤后的水肿反应，宜早期使用，20%甘露醇作静脉滴注，每次 1～3g/kg，每隔 4～6 小时一次。呋塞米每次 20～40mg，静脉注射，每日 2～4 次。

（2）甲基强的松龙：伤后 8h 内应用，首先以 30mg/kg 大剂量静脉内快速冲击，然后以 5.4mg/kg·h 维持 23h，3 小时内用药效果更佳，但是应该预防消化道出血、感染、股骨头坏死等并发症。

（3）神经节苷脂：每天 100mg 持续 18～23 天静脉滴注。

（4）阿片肽受体拮抗剂如纳洛酮：2mg/kg·h，静脉输入，连续 4 小时。

（5）神经营养因子：在脊髓创伤早期使用能进入脊髓组织发挥良好作用。

（6）其他如钙拮抗剂、钠钾通道阻滞剂、兴奋性氨基酸拮抗剂等仍处于实验研究阶段，循证医学尚没有充分的证据对脊髓创伤有益。

3. 手术治疗

（1）手术适应证：急性脊髓创伤进行手术的目的是清除椎管内的骨片、异物、椎间盘、血肿，解除脊髓及神经根的压迫，同时可以固定脊柱，从而减轻继发性脊髓创伤，使病人能早日活动，以防止长期卧床的并发症。

（2）手术时机：手术应当越早越好，伤后 6 个小时内为黄金时期。对于马尾断裂伤，于伤后 24～48 小时内手术。

（3）手术方法：根据椎管内的骨片、异物、椎间盘及血肿部位，可以采用椎板切除减压、脊髓前方减压以及适当的复位和固定等技术方法。对于开放性脊髓创伤的治疗，主要强调应早期实行清创手术，争取伤后 6～8 小时内，清除坏死组织、异物及游离骨片。但对于单纯的刀刺伤，如污染小，可只冲洗浅部伤道后缝合，如组织坏死明显或污染较重，则行伤道的彻底清创。

4. 高压氧治疗：高压氧可以提高损伤脊髓段的氧张力及弥散率，提高组织氧分压，改善脊髓创伤后的缺氧状态，从而减少神经元的凋亡、坏死以及轴突的变性和脱髓鞘，因此高压氧治疗对脊髓创伤的病人有一定的神经保护作用，具有一定的疗效。

5. 康复治疗：伤后病人最好 1～2 周起开始康复训练，主要包括膀胱功能训练，排便训练，四肢功能锻炼，防止肌肉痉挛和关节挛缩，独立生活能力锻炼以及职业能力训练。

6. 细胞移植治疗：脊髓创伤的细胞移植治疗是近十几年来研究的热点。目前已有较多临床试验的报道，主要使用的细胞有嗅鞘细胞、骨髓（干）细胞、巨噬细胞及动员外周血干细胞等。一项临床试验研究表明，急性（17 例，伤后 14 天内）、亚急性（6 例，伤后 14 天到 2 个月）、慢性（12 例，伤后 2 个月后）脊髓创伤患者采用自体骨髓细胞移植和粒细胞巨噬细胞集落刺激因子治疗，平均随访 10.4 个月，发现急性和亚急性患者神经功能明显善，慢性患者则无改善，没有明显的毒副作用。另一研究则发现，将动员后的外周血干细胞收集，通过选择性动脉回输入 39 例慢性脊髓创伤（2 年以上）患者，随访两年半，发现 66.7%病人感觉诱发电位得到改善。笔者采用人源性的脐带间充质干细胞移植治疗大鼠急性脊髓创伤，发现细胞移植组神经功能较对照组明显好转。随着诱导多能干细胞技术的蓬勃发展，相信在不久的将来，干细胞移植必将给广大的患者带来重新站起来的希望。

7. 并发症的预防和治疗

（1）呼吸道感染：定期翻身拍背对于预防和治疗呼吸道感染非常重要，其他方法包括鼓励患者咳嗽和做深呼吸运动，选用合适的抗生素及必要时行气管切开等。

（2）泌尿系感染和结石：伤后 2～3 周开始导尿管定期开放，其余时间夹闭，训练膀胱，避免其挛缩，同时患者按时行膀胱区按摩，促使尿液排空，训练成自主膀胱，争取早日拔去导尿管；导尿时严格无菌操作法；长期留置导尿管如果出现无法控制的泌尿系感染，可行膀胱造瘘。

（3）褥疮：定时的翻身并局部按摩对预防褥疮非常重要。防治方法：床褥平整柔软，或用气垫床；保持皮肤清洁干燥；每 2～3 小时翻身 1 次，日夜坚持；对骨隆突部位每日清洗，滑石粉按摩；浅表褥疮可以用红外线灯烘烤；深度褥疮应剪除坏死组织，勤换敷料；炎症控制，肉芽新鲜时，作转移皮瓣缝合。

（4）体温调节异常：脊髓创伤后，体温调节中枢的传导径路破坏，常出现低体温或体温升高，可以采取相应的措施如提高环境温度；物理降温；药物疗法等。

(5) 深静脉血栓形成：经常活动下肢是预防的关键，一旦出现应抗凝治疗。

（冯　华　胡胜利）

第 12 章　重型颅脑创伤并发应激性溃疡的诊疗

应激性溃疡（stress ulcer）是指病人在应激条件下，包括各类重伤、手术或严重疾病，特别是并发休克、感染、出血或脏器功能严重受损时所表现的局限于胃黏膜表层的急性表浅性胃黏膜、十二指肠黏膜糜烂和溃疡。常为多发性，本病多在原发病发生后第 2～12 天出现，常并发出血，一旦发生，病情危重，危及患者生命。由颅脑病变引起的应激性溃疡又称 Cushing 溃疡，该并发症与颅脑创伤的严重程度密切相关。据相关资料报道，颅脑创伤后应激性上消化道病变的发生率可高达 91%，其出血发生率为 16%～47%，出血后病死率可高达 50%。重型颅脑损伤患者中，经内镜检查显示并发应激性溃疡发生率可达 100%，并发上消化道应激性溃疡出血的发生率约 30%～54%。对颅脑创伤患者早期进行应激性溃疡的预防性治疗、及时发现应激性消化道出血并采取有效措施可降低其发病率及死亡率，对提高颅脑损伤的抢救成功率及改善预后具有重要意义。

一、发病机制和病理生理

重型颅脑损伤病人并发应激性溃疡的具体机制尚不清楚，研究表明其发生是神经内分泌失调，胃黏膜保护功能削弱及胃黏膜损伤因素作用相对增强等多因素作用的结果。

应激状态下机体神经内分泌调节涉及神经中枢与神经肽、传导途径、递质分泌、受体等一系列问题。下丘脑是应激时神经内分泌的整合中枢，急性颅脑外伤者，下丘脑激素调控垂体等内分泌腺体功能障碍。下丘脑中促甲状腺激素释放激素（TRH）、多巴胺、5-羟色胺、儿茶酚胺等在应激性溃疡发生中有重要意义。应激状态下中枢TRH释放增加，可能通过副交感神经介导，促进胃酸与胃蛋白酶原分泌，增强胃肠平滑肌收缩。中枢5-羟色胺参与多种应激反应的调节。动物实验发现，应激状态下脑内5-羟色胺代谢增快，间质5-羟色胺及其代谢产物5-羟吲哚酸含量与应激性溃疡严重程度在应激早期呈负相关，而在应激晚期呈正相关，这可能与其在不同时期对血浆肾上腺皮质激素影响不同有关。此外尚有多种中枢存在的神经肽（如：神经降压素、生长抑素、降钙素等）可影响实验性应激性溃疡的发生，已有研究发现上述神经中枢及神经肽主要通过自主神经系统及垂体—肾上腺素轴作用于靶器官——胃肠道，引起靶器官内胃酸升高，破坏胃黏膜保护层，最后导致应激性溃疡的发生，其具体作用机制有待于进一步研究。近来资料显示重型颅脑外伤后大多并发高血糖，且伤情越重，血糖值愈高，上消化道出血率愈高。重型颅脑创伤后高血糖与下丘脑—肾上腺素活化应激反应等有关，颅脑损伤后高血糖促使厌氧代谢加快，乳酸和氢离子积聚，形成恶性循环，使胃黏膜屏障功能降低，黏膜细胞损伤，毛细血管破裂出血，导致了应激性溃疡的发生。

胃黏膜具有数个自身保护机制，如黏液碳酸氢盐屏障、胃黏膜屏障、特殊的上皮损伤修复方式等。应激时肾上腺皮质激素（ACTH）和糖皮质激素分泌增加，抑制胃黏液的分泌；同时机体处于高分解状态，胃黏膜细胞不能获得足够的营养物质，导致黏膜结构萎缩，从而削弱了胃黏膜屏障的保护作用。胃黏膜缺血是应激性溃疡的主要病理生理变化。胃黏膜血流对细胞内的代谢和酸碱平衡的维持起重要作用。胃黏膜血运正常时，不易被胃酸的作用所消化。胃黏膜在缺血状态下，失去防护功能，才致胃腔内 H^+ 反向弥散，引起黏膜细胞的自身消化，形成溃疡。应激时交感神经兴奋，内脏血流量减少，胃黏膜缺血，而且由于胃黏膜自身解剖上的特点，胃黏膜缺血时，黏膜上皮细胞缺血的程度更为严重，黏膜上皮层维持 H^+ 的渗透梯度的功能下降，HCO_3^- 分泌减少，H^+ 返渗黏膜内，加之表面上皮细胞再生修复能力下降，导致应激性溃疡的形成。

另外，应激状态下胆汁反流、氧自由基损害等胃黏膜损伤因素均相对增强，尤其是胃腔内存在胃酸，是应激性溃疡发病的必要条件。胃酸是局部最强的内源性损伤因素，胃酸对胃黏膜的损伤主要取决于实际反流入黏膜组织内的 H^+ 的绝对量。通常应激状态下，在下丘脑—垂体—肾上腺轴的调节作用下，胃酸分泌受到抑制，但由于黏膜缺血、黏膜屏障破坏，HCO_3^- 分泌减少更明显，导致实际反流入黏膜组织内的 H^+ 的绝对量增加，导致自身消化的发生，应激性溃疡的形成。

二、临床表现

主要根据严重创伤病史及上消化道出血的表现。原发病越重，应激性溃疡的发生率越高，死亡率越高。应激性溃疡的发生大多集中在原发疾病产生的 3～5 天内，少数可延至 2 周。通常无明显的前驱症状（如胃痛、反酸等），患者突然出现急性腹痛、急性腹膜炎症状，精神差、面色苍白、脉搏细数、皮肤湿冷、血压下降或休克，出现呕血或经胃管抽出咖啡色或血性胃液，大便呈柏油样或暗红色，大便或胃液潜血试验阳性，化验检查提示血红蛋白、红细胞比容、红细胞计数下降等失血性休克表现。出血是间歇性的，有时两次间隔数天，可能由于病灶分批出现，同时有旧病灶愈合和新病灶形成。对无显性出血的病人，胃液或粪便潜血试验阳性并排除因颅底骨折、口腔、鼻腔损伤出血入胃内引起者，不明原因血红蛋白浓度降低≥20g/L，应考虑有应激性溃疡伴出血的可能。应激性溃疡发生穿孔时，可出现急腹症症状与体征。

因病灶较浅很少累及黏膜下层，钡餐 X 线检查基本没有诊断价值。上消化道内镜检查是重要诊断措施，可以排除其他出血病变。若出血量大，看不清楚，可以作选择性腹腔动脉造影或 99m 锝（Tc）自体红细胞标记腹部 γ-闪烁扫描。

三、诊断与鉴别诊断

有应激病史、在原发病后 2 周内发生上消化道出血、穿孔等症状，引流的胃液因经胃酸作用呈黑褐色或咖啡色且形成絮状，出血量大时，有呕血、黑便，以至发生低血容量性休克。病情允许时应立即做内镜检查，若有糜烂、溃疡等病变存在，应激性溃疡诊断即可成立。应激性溃疡的内镜检查可见病变以胃体部最多，也可见于食管、十二指肠及空肠，以多发性浅表糜烂、溃疡为主，表现为多发性出血点或出血斑，溃疡深度可至黏膜下、固有肌层及浆膜层。若纤维胃镜不能确诊，或经内镜治疗出血仍然继续，或出血一度停止短期内复发者，应尽早进行选择性腹腔内动脉血管造影，急性活动性大出血是最佳适应证，此项检查可明确出血部位，并可采用药物灌注或栓塞疗法止血。

重型颅脑损伤后应激性溃疡应与胃部其他的黏膜病变或溃疡进行鉴别。酒精、激素及非激素类抗炎药物等引起的急性黏膜病变不伴随严重感染、外伤等应激情况，病灶为多发性浅表糜烂，发生部位与应激性溃疡相似，但一般不引起大量出血，且出血能自止，不需要外科治疗。烧伤引起的 curling 溃疡也是急性溃疡，发生在烧伤 3～5 天，多为单发，位于十二指肠，较深，常穿透肠壁导致穿孔。此外，应激性溃疡应与慢性胃十二指肠溃疡或肝硬化食管静脉曲张引起的急性上消化道出血相鉴别。

四、治疗

应激性溃疡出血是引起颅脑损伤患者死亡的重要原因之一，一旦出现应积极治疗，对于重型颅脑损伤患者，治疗和预防手段常同时进行，包括非手术方法和手术方法。

【非手术治疗】

包括全身支持治疗和局部治疗。

如果患者出血量不多，临床表现仅以少量黑便或呕吐咖啡色胃内容物为主，血压平稳，脉率小于 100 次/分，血红蛋白大于 8 克者可先行保守治疗：①口服药物 H^+ 受体拮抗剂，如甲氰脒胍、雷尼替丁等对胃酸分泌有相当的抑制作用。前列腺素 E 可增加胃黏膜血流量，对胃黏膜有保护作用。氢氧化铝凝胶、氢氧化镁和镁乳等胃黏膜保护剂均可酌情应用。②营养支持应激状态下不但经口摄食减少或不能，并因内分泌改变而引起分解代谢增加，主要表现为糖原储备空虚、动用脂肪及蛋白质分解亢进，此时需要适当的营养支持，以减轻负氮平衡及增进免疫功能。肠内营养是一种安全、简便、经济、有效及符合生理的支持方式，只要胃肠道允许应尽量采用，内容方面以素食为佳。肠外营养是经静脉输注能量及必需的营养素，以满足或补充代谢需要的营养支持疗法，如糖盐水、能量合剂等按生理量补给。

对重度颅脑损伤继发应激性溃疡的治疗而言，重点在于治疗原发病，降低颅内压，纠正水电解质酸碱平衡紊乱，积极治疗肺部感染、纠正高血糖，出血量大者应禁食。加强营养支持，早期应用氨基酸、脂肪乳、白蛋白等，必要时可予多次输入新鲜血或血浆，可增加胃黏膜能量供应，促进其自身修复。静脉用药：可应用质子泵抑制剂奥美拉唑或泮托拉唑静脉滴注，40 mg/次，1～2 次/d，H^+受体拮抗剂雷尼替丁 150 mg 或法莫替丁 20 mg 静脉滴注，2 次/d，根据病情变化调整剂量；出血急性期可加用止血药物，巴曲酶肌肉注射、静脉注射各 1 kU，2 次/d；酚磺乙胺、氨甲苯酸、维生素 K 等药物也有一定的止血效果；另外还有生长抑索：奥曲肽 0.1 mg 静脉滴注，4 次/d；其他如前列腺素、抗胆碱能药物、抗自由基、上皮生长因子及维生素 A 也有防治应激性溃疡的作用。不主张长期应用对胃黏膜损伤的药物，如糖皮质激素，出血急性期应及时停用。

尽早留置胃管，监测胃液 pH 并行隐血试验，为早期诊断提供确切信息；同时可早期鼻饲营养及胃黏膜保护剂如硫糖铝、果胶铋等，可中和胃酸，防止H^+反渗，吸附胃蛋白酶，硫糖铝还可改善胃黏膜血流，增加上皮细胞的紧密性，保护胃黏膜；应用局部止血药物，如云南白药（0.5～1.0 g/次，3 次/d）凝血酶（1000～2000U 1 次/4～6 h）等；胃管内注入碱性药物（如氢氧化铝或 5%碳酸氢钠液），使胃液 pH 值>6。使用冰生理盐水或冰碳酸氢钠溶液洗胃，每次 250 ml，出血量大者可按每 100 ml 生理盐水加去甲肾上腺素 8 mg 洗胃，每次灌注后保留 0.5h 后吸净，根据出血情况调整去甲肾上腺素用量和间隔时间，但用量宜保守，以免胃黏膜过度收缩而加重缺血。胃内灌注可酌情添加凝血酶或云南白药等。

多数病人经内科积极治疗，出血常可停止，仅有 10%～25% 的病人持续出血或反复出血而需外科手术治疗。

【手术治疗】

应激性溃疡出血患者多病情凶险，体质较差，难以耐受外科手术，故手术治疗仅限于某些药物治疗无效或不能排除合并消化道穿孔者的患者。应激性溃疡患者突然大量呕血，出现失血性休克，经 6～8 小时保守治疗无效；24 小时出血量超过 1000ml，且为新鲜出血；反复大出血，经 2～3 天保守治疗不能控制出血，有出血合并穿孔特征的患者均应及时给予手术治疗。在应用时严格掌握手术指征和手术原则，常用方法有：迷走神经切断加幽门成形术、迷走神经切断加胃次全切除术、胃血管断离术、全胃切除术等。手术治疗的目的，不但要达到止血，更重要的是抢救病人的生命。各术式各有利弊，手术方法的选择要根据原发病的严重程度，出血部位及医生的临床经验综合而定。

(1) 迷走神经切断加幽门成形术及出血点缝扎术　该手术快速、简便，可减少再出血的发生率。但出血点的单纯缝扎，穿孔的单纯修补其效果均不满意，有时尚需再次手术才能解决问题。况且患者周身状况恶化，无疑增加了死亡率，应小心慎用。

(2) 迷走神经切断加胃次全切除术　本手术减少了胃黏膜血流量和胃液的分泌量使胃黏膜下动静脉内短路开放，止血效果确实，再出血率大为降低，是当前较为推崇的方法。

(3) 胃血管断离术　即时止血效果良好，手术时间短，并发症少，再出血率低。如已明确出血部位，手术时则不必要切开胃以免污染手术野及增加手术时间。

(4) 全胃切除术　病变累及全胃者需采用全胃切除术。该手术止血效果最好，但手术创伤大，并发症多，危险性亦大，危重病人常无法耐受。如出血病灶遍及全胃或位于胃底、贲门附近，经其他手术处理仍出血者，才考虑全胃切除术。但有少数作者认为病情越重，为了达到确切的止血效果，最好采用全胃切除术。

(5) 内镜止血治疗　对急性大出血患者，常规保守治疗无效时，也可考虑行急诊胃镜检查确定出血部位和病变性质，行内镜止血治疗。弥漫性病变者可内镜下喷洒止血药物，若发现溃疡活动性出血可在内镜下应用肾上腺素和鱼肝油酸钠联合治疗，或激光、微波及电凝治疗，还可机械钳夹止血。

(6) 栓塞治疗　当应激性溃疡出血严重，控制不满意时，可考虑行选择性腹腔动脉及其分支胃左动脉造影，找到出血处时，可向该处注入血管收缩剂，也可予以栓塞治疗。

五、预防

随着重症监护医学的发展，具有特征性临床表现的应激性溃疡出血发生率已明显下降，重型颅脑创伤患者为应激性溃疡出血的高危人群，脑外伤后发生应激性溃疡出血的高危因素有高龄、GCS＜8分、低血压、低氧血症、高热、酸中毒，高糖血症或低血糖、抗利尿激素分泌紊乱综合征、创伤后神经功能减退、中枢神经系统感染、长时间呼吸支持、去大脑强直、败血症和激素应用等。对高危对象常规采取预防措施，是防治应激性溃疡出血，提高重型颅脑创伤救治成功率的有效手段，应激性溃疡的预防的原则包括：对症处理并积极治疗原发病；尽早行肠内营养支持及胃肠减压；积极使用抑酸药物和胃黏膜保护剂。

(1) 积极治疗原发疾病，手术或保守治疗降低颅内压，尽早消除应激原；同时治疗并发症，纠正水电解质酸碱平衡紊乱；进行全身支持治疗，纠正低蛋白血症；预防感染，控制体温，积极控制高血糖，减少应激性溃疡产生的诱因。

(2) 留置胃管，胃肠减压，早期进食。留置胃管可监测胃内pH值和胃液潜血试验，引流胃液及反流入胃内的胆汁、胰液等，避免胃腔扩张。早期行胃肠道内营养，发病后2～4 d鼻饲，为黏膜修复提供营养，可以中和胃酸，促进黏液分泌，加强胃黏膜保护能力。

（3）预防性使用抑酸剂。重型颅脑创伤具有高危因素的患者，主张伤后尽早使用抑酸剂，对防治应激性溃疡具有重要意义。目前常用的药物有两类，一类为抗酸剂或细胞保护剂，如硫糖铝、氢氧化铝凝胶和前列腺素等；另一类为制酸剂，常用的有洛赛克（奥美拉唑，OME）、西咪替丁、雷尼替丁等。这两类药物从不同角度减少胃酸的产生。通常剂量下，质子泵抑制剂（奥美拉唑）抑制胃酸分泌的作用较 H^{+} 受体拮抗剂强 2～10 倍且无耐药性，并能降低胃蛋白酶量，刺激胃窦 G 细胞释放大量促胃液素，致血浆促胃液素水平升高，增加胃黏膜血流量从而预防应激性溃疡的发生。

（4）改善胃肠黏膜血流灌注。颅脑损伤后胃肠黏膜灌注不足及血液浓缩黏稠度增加是造成应激性溃疡出血的重要原因，因此颅脑损伤后增加胃肠黏膜血流灌注，改善微循环是防止应激性溃疡发生的重要一环。只要患者无凝血功能障碍，一般于伤后 2～3d 给予活血药物。如复方丹参注射液、山莨菪碱（654-2）、硝酸甘油、前列腺素等均可改善胃黏膜微循环，升高黏膜内 pH 值，降低应激性溃疡的发生率。

（5）恰当的心理护理、治疗，及时缓解患者的紧张情绪，对预防应激性溃疡的发生有一定的作用。

（庞　琦）

第 13 章　重型颅脑外伤后肺部感染诊疗

颅脑创伤不论是平时或战时都比较常见，是造成创伤病人高病死率的因素之一，而颅脑创伤后出现的肺部感染是影响病人预后的重要因素之一，目前认为多属于院内感染，即医院获得性肺炎（hospital acquired pneumoma，HAP），是指住院期间由细菌、真菌、支原体、病毒或原虫等引起的感染性肺部疾患。近年来危重病病人受到广泛重视。

一、病原学基础

HAP 可由多种病原体引起，其中以需氧革兰阴性杆菌引起者最多见，占各种感染的 60%～80%，尤以肺炎克雷白杆菌、铜绿假单胞菌（绿脓杆菌）、肠杆菌、不动杆菌等最为常见，而金黄色葡萄球菌和嗜肺军团菌感染有增加趋势。近年来，广谱抗生素的发展和大量使用，使一些平时少见的病原体如真菌、病毒、原虫等引起的肺部感染也有上升趋势。

（一）铜绿假单胞菌　该菌虽为需氧菌，在厌氧条件下也可生长，是院内感染重要病原体，它产生的溶血素对形成肺部感染确关，90%的铜绿假单胞菌株可产生细胞外蛋白酶导致出血、坏死性病变，易引起毒血症及败血症。临床表现为高热、咳嗽、气道分泌物增多、痰呈黄绿色，白细胞升高，感染严重时可下降；X 线显示双侧下叶结节状浸润、可融合，或表现为局限性及弥漫性肺部浸润。

（二）克雷白杆菌　为近年来引起院内感染最多见的革兰阴性杆菌。其产生肠毒素，肺部症状出现快，痰呈黏稠果酱样，常有明显中毒症状，严重感染者可出现粒细胞减少；X 线表现为支气管炎、大叶肺炎及肺脓肿形成，肺炎以上叶多见，病程长，机体抵抗力低下者多肺叶受累。

（三）金黄色葡萄球菌　正常情况下金葡菌可寄生于鼻前庭及皮肤等处，为兼性厌氧的革兰阳性球菌。产生的溶血毒素和血凝固酶与致病密切相关。近年来出现的耐甲氧西林的金葡菌株（MRSA）给临床治疗提出了新的挑战。在院内感染病人，金葡菌肺炎起病往往潜隐，表现为咳嗽、发热、咳黄脓痰或脓血痰。肺部体征早期往往不明显，与病变范围大小、严重程度等因素有关，肺叶实变不多见。白细胞升高，核左移，重症病人白细胞可不升或下降。X线显示肺炎性浸润、肺脓肿、脓胸或脓气胸，病灶在数小时或数天内可发生改变，故短期X线随访有助于本病的诊断。

（四）军团菌　为需氧革兰阴性杆菌，属细胞内寄生菌，感染多通过吸入到达肺部，细胞免疫起主要防御作用，后期体液免疫也参与。临床表现为高热，咳嗽以干咳为主，伴有明显的肺外症状，如恶心、呕吐、腹泻等，可累及多个脏器。呼吸加快，相对性缓脉，病程长。X线表现缺乏特异性。通常可见斑片状实质浸润，重症者可累及多叶。

（五）不动杆菌　不动杆菌屑是医院内感染的重要条件致病菌，革兰阴性杆菌。近年来在医院ICU院内感染和临床多重耐药菌株有明显增加趋势。常见的有醋酸钙不动杆菌、鲍曼不动杆菌等。多见于有严重基础病的病人。诊断主要依靠临床表现和痰涂片和细菌培养查到病原菌。由于不动杆菌分布广泛、易于生长繁殖，故易于污染标本产生假阳性结果。因此，一般认为培养两次以上阳性结果才有诊断价值。对于仅一次阳性结果的病人，应结合临床症状和体征、病人的免疫功能、药物敏感试验结果和药物治疗的疗效等情况综合判断。

（六）肺部真菌　正常人体对真菌具有较强的抵抗力，机体免疫力下降时通过吸入真菌孢子或经皮肤、黏膜入侵造成感染。为机会致病菌，机遇性感染在呼吸系统发生率占首位。另外，长期大量使用广谱抗生素，使体内敏感细菌受抑制，不敏感细菌包括真菌得以繁殖，引起二重感染；激素的应用，危重病人机体免疫系统的破坏使肺部真菌感染逐年增多。常见肺部真菌病为呼吸道念珠菌病、酵母菌、肺曲菌病、肺毛霉菌病、肺隐球菌病、肺孢子丝苗病、肺放线菌病、肺奴卡菌病等。临床上发生肺部感染时，除细菌、病毒等病原体外，应警惕真菌感染的可能，对机体抵抗力低下，长期使用抗生素、应用皮质激素病人更应注意真菌病原学的检查。

二、发病机制

（一）免疫防御功能障碍

重型颅脑损伤使机体免疫力下降，呼吸道黏液—纤毛清除功能、咳嗽反射减弱；肺泡巨噬细胞介导的吞噬作用受到影响；重症颅脑外伤后呼吸中枢的抑制使潮气量减低，分泌物潴留，均可抑制呼吸道局部免疫防御功能。外伤后同时还造成细胞和体液免疫功能的下降，降低了机体对致病微生物的抵抗力，导致肺部感染容易发生。

（二）致病微生物侵入下呼吸道

颅脑损伤可造成呼吸道上皮细胞表面纤维连接结合蛋白减少，使上呼吸道机会致病菌或其他病原体得以黏附繁殖，为 HAP 的发生提供了先决条件。昏迷、休克、气道分泌物增多、脑损伤后人工气道建立及雾化吸入和机械通气等闲素，均可促使病原体侵入下呼吸道。

（三）滥用抗生素

广谱抗生素的大量应用造成苗群失调和二重感染。病理环境和医源性因素如无菌操作不严格是导致病原体进入下呼吸道的重要因素，全身和局部免疫功能障碍是导致肺部感染的体质因素。

三、临床表现

HAP 的临床症状于多见于高热，痰多，咳嗽等，重症患者可出现呼吸困难及缺氧等症状。不同致病菌感染，患者痰液颜色及性状可有不同，以此可最为明确致病菌的依据。肺部体征常见于呼吸频率加快，可有呼吸音粗糙，多在背部及肺下部闻及细小水泡音，较大支气管可闻及痰鸣音或哮鸣音。如合并肺不张，呼吸音则明显减弱或消失。在辅助检查方面HAP患者可表现出白细胞计数明显升高，严重时出现核左移。在胸部X线片上表现出点片状、絮状阴影，或肺不张影像。另外胸部CT扫描也可见肺部出现实变，片状阴影等影像。

四、诊断

（一）临床诊断

重型颅脑损伤病人伤后48h出现发热或在原体温基础上再升高；咳嗽、咳脓性痰或痰液性状改变；肺部可闻及啰音；血常规显示白细胞计数或中性粒细胞比例增高；结合胸部X线或CT出现斑片状阴影及浸润病变，均提示肺部感染的存在，应进一步查找病原体，一方面有助于诊断，同时可指导抗菌药物的应用。

（二）病原学诊断

痰涂片染色和培养是肺部感染常用重要诊断手段。但痰标本采集时应注意污染的可能，有时分离到的病原体不能真正代表下呼吸道感染致病菌。近年来，为提高病原体查找的准确性，对痰标本进行洗涤法处理、定量培养以及提高获取标本可靠性如经气管吸引、纤支镜采样、支气管肺泡灌洗法，其结果对临床诊治具有重要的参考价值。另外，还可通过肺炎标记物的检测，如测定分泌物中弹性蛋白纤维对坏死性肺炎具特异性；通过抗体染色技术对已使用过多种抗生素、细菌培养阴性的病人具有特殊意义；纤支镜活检结果更为可靠，对机遇性感染有诊断价值。对于真菌性肺炎痰培养找到真菌，如中段尿找到同种真菌，可以确立真菌感染，同时提示存在真菌性败血症。

（三）诊断标准

1. 诊断原则　根据病人临床表现、辅助检查，如镜检、培养、抗原—抗体和X线结果及时做出判断。为指导临床治疗，特别强调病原学诊断的重要性。

2. 根据卫生部医院内获得性支气管—肺感染诊断标准（试行方案，1990年），患者入院48h后发病，出现咳嗽、咳痰或痰液性状改变，并符合下列标准之一者可诊断肺部感染：①发热、肺部可闻及啰音或与入院时X线检查比较显示新的炎性病变。②经筛选的痰液（涂片镜检鳞状上皮细胞<10/低倍视野，白细胞>25/低倍视野，或二者比例<1∶2.5），连续二次分离出相同病原菌，有条件者标本应尽快在10分钟内送实验室做痰洗涤和定量培养，分离到的病原菌浓度>10^7 CFU/ml。③血培养阳性或肺炎并发胸腔积液，经穿刺抽液分离到病原菌。④下列任何一种方法获得的培养结果可认为非污染菌属；经纤维支气管镜或人工气道吸引采集的下呼吸道分泌物分离出浓度>10^5 CFU/ml的病原菌，或经环甲膜穿刺吸引物（TTA），或防污染标本毛刷（PSB）经纤维支气管镜或人工气道采集的下呼吸道分泌物分离出病原菌，对慢性阻塞性肺疾病病人细菌浓度必须>10^3 CFU/ml。⑤呼吸道分泌物中检查到特殊病原体（包括军团菌）或呼吸道分泌物、血清及其他体液经免疫学方法检测证明（如IFA），或有组织病理学证据。

五、治疗

（一）一般治疗

重型颅脑外伤合并肺部感染病人机体免疫力下降，全身处于极度应激状态下，能量消耗大，因此必须加强营养支持，维持内环境稳定（水、电解质和酸碱平衡）。对于严重感染的病人，每日热量的供应不得少于7524kJ。同时积极治疗原发病，促使病人意识功能恢复，尽早脱离呼吸机或拔出气管插管，闭合人工气道。

（二）加强呼吸道管理

重型颅脑外伤患者伤后常伴有意识障碍，咳嗽反射减弱或消失，不利于分泌物的排出；高颅压可能造成大量呕吐误吸；都有可能造成呼吸道梗阻，引发细菌滋生造成感染。因此加强呼吸道管理，充分引流呼吸道分泌物是控制感染的重要手段。

近年来随着腔镜技术的发展，纤维支气管镜在控制肺部感染中起到了重要作用。经纤支镜支气管治疗重型颅脑外伤后肺部感染是近年来临床开展的一项新技术。其优点在于经纤支镜可直视病变部位，准确清除潴留于支气管内分泌物，痰栓及有害病原微生物，解除气道阻塞，迅速提高血氧、降低二氧化碳分压（$PaCO_2$），有利于缓解脑水肿、降低颅内压。另外，经纤支镜吸痰目标性强，损伤小，避免常规吸痰的盲目性，可准确采集病灶部位的分泌物作细菌学检查和药敏，更为准确可靠，为选择敏感有效抗生素提供依据。经纤支镜所作痰菌培养结果的特异性高达80%～100%，敏感性达70%～90%，明显高于喉口取痰的准确性。同时局部注入高浓度抗生素，避免了常规雾化吸入抗生素药物浓度低所致的细菌耐药，病灶局部高浓度激素有消炎、抗过敏和解除支气管痉挛等作用，因此有利于局部炎症的吸收及病灶愈合，改善肺部通气功能。

（三）病原学治疗应用原则

1. HAP抗感染的经验性治疗　即根据病人临床表现及其他证据，参考既往经验及本区域细菌耐药监测数据，推断可能的致病菌，选用合适的抗菌药物进行抗感染治疗。使用的抗菌药物应尽早覆盖耐药菌株治疗。

（1）轻、中症HAP：常见病原体：肠杆菌科细菌、流感嗜血杆菌、肺炎链球菌、甲氧西林敏感金黄色葡萄球菌（MSSA）等。抗感染药物的选择：第二至二代头孢菌素（不必包括具有抗假单胞菌活性者）、β—内酰胺类/β—内酰胺酶抑制剂；青霉素过敏者选用氟喹诺酮类或克林霉素联合大环内酯类。

（2）重症HAP：常见病原体有铜绿假单胞菌、MRSA、克雷白杆菌、不动杆菌、肠杆菌属细菌、厌氧菌。抗感染药物的选择：喹诺酮类或氨基糖苷类联合下列药物之一：抗假单胞菌β—内酰胺类如头孢他定、哌拉西林、美洛西林等；广谱β—内酰胺类/β—内酰胺酶抑制剂（替卡西/克拉维酸、头孢哌酮/舒巴坦钠、哌拉西林/他唑巴坦）；碳青霉烯类（如亚胺培南）；对于“超级细菌”MRSA稳可信可首选，也可以考虑使用利奈唑胺（斯沃）；当估计真菌感染的可能性大时应选用有效的抗真菌药物。

2. 目标性治疗，即获取病原学证据后，根据药敏选择抗菌药物进行抗感染治疗。

（四）肺部感染治疗中应注意的问题

（1）颅脑损伤后肺部感染属院内获得性感染，约80%是革兰阴性杆菌，病程长。长期应用广谱抗生素，对真菌、卡氏肺囊虫、结核、嗜肺军团菌应引起足够重视。对于不动杆菌等条件致病菌感染应及时消除引起病人免疫力低下的病因和诱因（例如拔除留置导管）。耐药问题的出现成为当今抗感染治疗的一大难题，许多肺部感染是由多重耐药的革兰阴性杆菌，包括产生超广谱β—内酰胺酶（ESBI）的铜绿假单胞菌、肺炎克雷白杆菌、大肠埃希菌和不动杆菌属以及MRSA、耐万古霉素肠球菌（VRE）在内的革兰阳性球菌混合感染，ICU内铜绿假单胞菌对头孢他定和亚胺培南耐药率明显增多。因此，在治疗颅脑损伤并发肺部感染的病人时，经验用药抗生素的选择要依据本科室当前常见及根据病人痰液的性状可能的病原菌进行使用。

（2）造成难治性肺部感染的原因应从宿主的抵抗力、病原体和抗菌药物三者全面分析，其中最主要的是机体免疫因素。治疗上应加强营养支持以提高机体免疫力：①对于重型颅脑损伤合并肺部感染的病人，应定期检查血常规，补充血容量，必要时可间断输注新鲜血浆或人血白蛋白、丙种球蛋白等以提高机体抵抗力。对于一些严重感染的病人必要时可使用细胞免疫药物如注射用胸腺素q：（日达仙）等，以尽快提高病人抗感染的能力；②由于重型颅脑损伤病人处于高分解、负氮平衡状态，仅静脉营养常无法满足机体的需要。因此，只要胃肠功能存在，应尽可能早期行肠内营养。

（3）为减少耐药菌株及二重感染，应避免长期大量使用一种或某几种抗菌药物，应采用抗菌药物轮换使用法。

（4）抗菌药物应用时机：对于重型颅脑损伤病人，入院后即应反复多次行痰培养，以了解菌种及菌群的变化。对于有明确颅底骨折和（或）呕吐致误吸者，可预防性使用抗菌药 物，同时应密切观察病情，一旦咳嗽、痰量增多，或痰转为脓性，即根据药敏试验结果选择适宜抗生素。

六、肺部感染的预防

（一）加强护理

HAP重在预防。其措施包括：①定时更换体位，拍背或振动排痰。经常改变体位，翻身并结合拍背促进小气道分泌物排出，减轻肺下垂部位分泌物潴留。对呕吐病人避免误吸，如发生误吸可于雾化吸入时加入5 mg地塞米松，存在人工气道时可直接气道内注入地塞米松每次2～5mg，每天6～8次，以减轻气道炎症反应。昏迷病人以侧卧位或侧俯卧位为主，以防舌后坠及呕吐物误吸。②加强口腔及呼吸道护理，对于昏迷较深的重型颅脑损伤病人应考虑早期行气管切开，肺部感染得到有效控制、痰量明显减少后应及早拔除气管套管。③加强气道湿化和吸痰：颅脑损伤后特别是昏迷病人咳嗽、咳痰能力下降，过度通气、吸氧、人工气道呼吸，加之脱水治疗均使气道分泌物黏稠，不易咳出，因此气道湿化十分重要。加强气道雾化吸入，以稀释痰液。对于人工气道病人可持续气道点滴生理盐水，每日250～500ml，或定时气道内注入生理盐水，每次5～10ml；若气道内有小痰栓或痰痂形成，可反复以生理盐水5～10ml气道内冲洗吸痰。目的在于稀释气道分泌物，达到痰液引流、排出顺畅，减少感染发生，同时可提高抗感染治疗效果。对无人工气道病人，可用吸痰管自鼻咽部导入气管刺激咳嗽和吸痰。④严格执行消毒隔离制度：重视病室内空气和各种接触性医疗器械的消毒，注意无菌操作，减少医源性因素。对重症感染病人应单独护理，物品专用，医护人员操作完毕（包括检查病人）后注意洗手和泡手，以减少院内交叉感染。

（二）合理使用药物

其内容包括：①合理使用抗生素：反复病原学检查及药敏试验，有助于确定致病菌，选择敏感有效的抗生素；掌握联合用药的指征，避免长期单一使用某种抗生素导致耐药菌株的出现；

②非常规使用糖皮质激素；③预防上消化道出血时可单使用制酸剂或胃黏膜保护剂，只有在明确的消化道出血时才使用强力的抗酸剂。

（钱锁开　朱　诚）

第14章　外伤性癫痫诊疗

颅脑损伤可引起脑的代谢、血流及内环境等方面的一系列变化。外伤后癫痫发作，无论是局限或全身性痉挛发作，都是脑对急性损伤反应的一种表现，也是颅脑损伤后的严重并发症之一。按其发作的时间，分为外伤后早期癫痫和外伤后晚期癫痫，通常以外伤后2周为分期界限。临床上所说外伤性癫痫，通常指的是外伤后晚期癫痫。

癫痫是一种常见病，颅脑外伤后癫痫发病率很难确定，统计差别很大，为14%～45%，国内外综合分析发病率30%左右。根据国内6城市和21省农村调查，我国癫痫发病率和患病率基本类似，城市为35/10万，农村为25/10万。外伤性癫痫占全部癫痫的10%左右。研究人员还发现，早期癫痫发作与蛛网膜下腔出血、脑血管急性痉挛、脑内血肿等因素有明显关系。另外，外伤的程度、部位、外伤原因以及是否伴有局限性神经功能缺失等与癫痫的发生率有明显关系，开放性颅脑损伤发病率为20%～50%，闭合性颅脑损伤发病率为0.5%～5%。小儿和老人颅脑损伤即使很轻微也可诱发癫痫发作，而且容易发生癫痫持续状态。

外伤后早期癫痫的发生意味着脑皮质受到明显的刺激或压迫性损害，提醒临床医师要及时地进行影像学检查和病因治疗。伤后有早期癫痫发作的病人转为晚发性癫痫的危险性明显增加。

一、外伤性癫痫的发生机制

癫痫发病的详细机制至今仍未定论。但是，人们一致认为癫痫的发生主要是由遗传因素和脑损伤二者共同决定的。前者是癫痫发病的基础（内因），后者是发病的条件（外因）。人们曾先后提出各种癫痫发病机制的不同理论或假说。

目前癫痫发作机制可分为突触性和非突触性两种，突触性机制是依赖于神经元内在的或突触的功能；非突触性机制是那些细胞外间隙功能和平衡改变，从而导致癫痫发作的原因。外伤后癫痫的发生机制，推测二者均有可能参与。突触性机制是颅脑损伤后影响海马 Hilar 神经元的存活和齿状核的兴奋性改变。另外，不管脑机械性或化学性损伤，均可发生外伤后苔藓纤维出芽；影响 NMDA（N-甲基-D-天门冬氨酸）和非 NMDA 受体的激动和神经调节的增加，再影响 Na^{+}、K^{+}、Ca^{2+} 跨膜流动，使神经元放电和突触冲动增加，最终将通过点燃而诱发癫痫。而外伤后癫痫非突触性机制是外伤后脑内环境变化，导致神经元细胞和胶质细胞改变，影响神经递质（GABA）、电解质（Na^{+}、K^{+}、Ca^{2+}…）、谷氨酸等平衡失调。外伤对神经元生物化学的损害可引起一系列的变化，包括神经元的脱失、胶质细胞增生以及神经元浆膜的改变，由于损伤后生化作用所致的细胞膜的改变，可引起神经细胞膜上离子通道密度和分布上的变化，膜的离子透入性改变，可以影响 Na^{+}、K^{+}、Ca^{2+} 电流阈值改变，导致进行性除极，细胞外 K^{+} 增加和 Ca^{2+} 的减少引起痫性发作。

二、外伤后癫痫的诊断

1. 依据临床表现

癫痫发作是由于大脑神经元的异常过度放电，在临床上产生各种类型的症状和体征，除了医师现场看到病人癫痫发作外，关于癫痫发作及癫痫的诊断都是回顾性的。通过仔细地询问病史，癫痫发作状态，可判定癫痫发作类型。某些临床症状和体征对癫痫源定位有非常重要的价值，如幻嗅、闪光、失语，一侧肢体麻木或抽搐等。

颅脑外伤后癫痫属于继发性癫痫，外伤后癫痫病人可有一种或数种发作形式，其表现可以是单发或复杂的部分发作，也可继发全身强直阵挛性发作。由于癫痫临床表现以症状多样性和反复性为特点，按其神经元的损伤部位和放电扩散范围，病人可表现为感觉，行为和自主神经等不同功能障碍或兼而有之。典型病例，尤其是外伤后早期癫痫，依据其明确的头部外伤病史和临床发作的特点，一般诊断不难。对于不典型癫痫病人或在外伤较长时间后才出现的，需详细询问病史，结合其临床表现，电生理和影像学检查综合性判断，是否为癫痫。在此，神经外科医师注意的是外伤后精神障碍和外伤后颞叶癫痫要加以识别。

颅脑损伤后常见有一组神经精神症状，颅脑损伤昏迷时间并不长。但是，进入持久的意识障碍，表现有意识错乱、谵忘、意识模糊等伴有幻觉或妄想的紊乱性兴奋状态；也可出现精神运动发作，癫痫性精神分裂样障碍，这二者临床鉴别诊断有时困难。必须根据脑受伤部位、程度、神经影像学检查，长期随访。一般前者为外伤后精神障碍，后者为外伤后颞叶癫痫。临床常见有以下几种颞叶精神运动发作类型。

(1) 自动症及精神运动性发作：表现为意识障碍及精神错乱，对周围环境尚能保持接触。开始时可有简单的症状如幻嗅、幻味、幻听、眩晕、出汗、面红、流泪、瞳孔改变等，接着病人有记忆障碍，常有“熟悉感”或“陌生感”，或出现强迫性意念或梦境状态，然后出现自动症，病人在无意识状态下做各种似有目的的动作如游走、登高、驾车、饮食或其他习惯活动，发作持续达数小时或数日者，可反复发作。发作后常有历时较长的精神错乱或嗜睡状态。醒后病人常完全不能回忆发作时的情况，或仅凭经验知道自己已经发过病。

(2) 错觉或幻觉性发作：表现与上述自动症开始前的先兆症状相似，不再扩展为自动症。幻错觉常为刻板性并可反复发作。熟悉感或梦境状态较为突出，常伴有听觉或视觉的灵敏度亦有改变。

(3) 内脏及自主神经发作：常伴随自动症发作，内脏感觉异常，如出现嗳气、腹痛、胸闷、心悸、头痛、头胀、血压升高、心动过速、皮肤变色、瞳孔改变等。

(4) 情绪及情感障碍：主要表现为恐惧、莫名其妙的忧虑或欢乐、暴躁或发怒，可伴有自主神经功能紊乱症状。此类现象需行

EEG 检查，诊断明确立刻抗癫痫治疗。

2. 临床电生理检查

癫痫在发作间歇期脑电图异常率和癫痫波的检出率受多种因素影响，一般说，脑电图（EEG）异常率在 60%～70%。癫痫波的检出率只有 40%～50%。由于癫痫是大脑神经元一过性的过度同步放电而致的大脑功能障碍，癫痫病人的皮质神经元不断发放这种异常电位，因而在脑电描记中常能记录到异常放电。因此，脑电图的变化对于癫痫的诊断、分类及外科治疗中手术方式的选择都有重要的意义。所以，检查前尽可能停服抗癫痫药 3d，对发作频繁．怕停药导致癫痫持续状态的病人可逐渐减量直至停药。癫痫需手术，术前 EEG 必须有 3 次结果，外伤后癫痫病人脑电图可出现慢波、棘波、棘慢波等局限性异常，但无特征性脑电图异常，有时脑电图表现正常，此时可运用视频脑电图（V—EGG），皮层电极及深部电极脑电图，对外伤后癫痫病人进行监测，进一步提高脑电图诊断和定位。

脑磁图（MEG）在癫痫的检查中，是另一种临床神经电生理方法，用于对癫痫样放电的部位进行定位。MEG 记录的不是电信号而是头皮的磁场信号，这种磁场是由神经元突触后电位产生电流形成的脑磁场信号。目前用 SQUID 技术（超导量子干涉技术）在磁屏蔽室内探测生物电变化，来确定致病灶部位。临床上 MEG 通常和 EEG 同时进行，进行互补。

3. 影像学检查

现代癫痫的神经影像学检查，可以提供癫痫的诊断依据，显示癫痫与大脑结构和/或代谢相关性，局灶性癫痫致痫灶定位。神经影像学检查是提高癫痫诊断和手术的治疗效果的关键。外伤后癫痫的影像学检查方法很多，例如 CT、MRI、SPECT、PET－CT、MSI 等。目前应用 X 线來协助颅脑外伤后癫痫，只能提供颅骨骨折、异物存留等。主要是 CT、MRI，必要时采用 SPECT，PET-CT。

（1）单光子发射断层扫描成像（SPECT）检查，对于大多数癫痫患者 SPECT 并不是适应证，对于要准备进行手术治疗的患者有一定价值。用示踪药物^{99}MTc－HMPAO（六甲基丙二胺肟）静脉注射后了解局部脑血流灌注（rCBF），间接判断致痫灶部位。癫痫发作期的扫描检查，对致癫痫灶的侧别定位是非常准确的。在癫痫发作间歇期 SPECT 检查时约 50％并不表现出有什么异常。而且有5％～10％的患者在对侧颞叶区域也可以出现低灌注，导致病变侧别定位错误。

（2）正电子发射断层扫描（PET）是一种在活体上测定脑氧代谢、脑血流灌注和神经受体显像。使用能发射正电子核素的非创伤性影像技术，大多数用于局灶性癫痫诊断。在癫痫发作间歇期 PET 检查，根据临床要求选择不同显像药物，了解在脑组织中吸收情况（癫痫区糖代谢变化）。发作间歇期检查可见致癫痫区域中有代谢降低区，作为定位检查的适应证。

（3）CT 检查，CT 机分布很普遍，价格低，扫描时间短，操作简便等。在外伤后癫痫急性发作的情况下，CT 检查可以快速帮助寻找癫痫发作可能病因（是脑挫伤、骨折、异物、蛛网膜下腔出血还是颅内单发/复合血肿）以及受伤程度、部位、范围等；在围术期发作癫痫，CT 检查被用来发现术后有无再出血、脑积水、梗死等，以便及时处理。

（4）MRI 检查对脑挫裂伤、外伤所致脑水肿更敏感，T1 加权像为低信号，T2 加权像呈高信号。外伤性脑挫伤、血肿，自出血后 2d 到数年内将留下一个含铁血黄素镶边的残腔，在 T1、T2 加权图像上均呈低信号，残存边可呈高信号。对癫痫来说，MRI 检查不但对脑结构性改变能充分显示，对脑细胞内变化也可了解，协助癫痫定位与定性。

目前 MRI 已作为癫痫常规影像学检查，为了达到最佳诊断敏感性，就需要一些特殊序列和技术，提供病灶的定位和定性。例如①癫痫的磁共振波谱影像学检查（MRS），MRS 可以对特定的脑代谢进行非侵袭的生物化学方面的检测。典型的癫痫 MRS 表现为 NAA 信号减低以及胆碱、肌酸和肌醇信号的增高，此结果是与神经病理学上的变化相一致的，即神经功能障碍导致的神经细胞减少和/或胶质细胞的增生。随着 MRS 检测技术的发展可以检测到细胞内的 GABA、谷氨酸和 γ-氨基丁酸以及其他一些代谢产物等，为癫痫的治疗提供更有价值的生化信息。②癫痫的功能性磁共振（fMRI）影像学检查，fMRI 这种技术是显示脑组织血液氧合作用的变化，由于在癫痫发作间歇期和癫痫发作期癫痫区血流均有变化，理论上可以采用 fMRI 证实这些异常协助诊断和定位。临床上用 fMRI 在癫痫中的主要用途是语言、运动、记忆功能以及癫痫发作的定位。fMRI 对语言的偏侧性左脑或右脑功能定位（偏侧优势）可以与颈动脉内异戊巴比妥实验相媲美。③癫痫的磁共振磁源成像（MSI）影像学检查，磁源成像是记录神经元内的电流所产生的磁场，它是将 MEG 磁源定位与解剖影像（多数情况下是 MRI）融合在一起。应用的适应证第一种是癫痫外科术前定位；第二种是刺激激发正常神经元功能定位（类似于诱发电位）。④弥散加权磁共振成像（DWI）影像学检查，DWI 是否能够探测到致癫痫灶的脑部弥散的空间与时间的动态变化，并与癫痫发生区域有关联，有待进一步证实。

三、外伤后癫痫的治疗

（一）药物治疗

外伤后癫痫容易用药物控制，在血液药物浓度监测下，可以进一步提高疗效。但是，必须遵守抗癫痫药物的应用原则，使用最小的药物剂量控制发作，而又不发生明显的毒副作用。

1. 用药治疗原则

（1）按癫痫发作类型选用常用而安全有效的药物，从小剂量开始逐渐增量，直至完全控制发作。

（2）在单一药物治疗无效时再联合用药，应注意药物间协同或拮抗作用。

（3）长期服药：病人应坚持长期、规则地服药，一般服用抗癫痫药至少 2 年，完全控制后，在 EEG 协助下是否停药。

（4）用药方法：增减药物剂量或更换药物应逐渐进行，不能突然停药，应在医师指导下服药。

（5）任何抗癫痫药物都有其毒性及副作用，观察病人的表现，定期查肝功能和血象等。如果在血清药物浓度的监测下使用，可进一步提高疗效，减少毒副作用的发生。

（6）首次发作有明显环境因素、脑电图亦正常者；发作稀少，1 年少于 2 次或数年发作 1 次者暂缓用药。

2. 各类型癫痫的药物选择

用抗癫痫药物治疗癫痫的选择，没有固定的规定和严格的科学限制。另外，抗癫痫药物虽然有一、二、三线用药排序，不是一线药比二线药疗效差，而是在常用药物无效情况下，选择二、三线药，进行单药或联合用药。应用时注意抗癫痫药物之间拮抗与协同关系，选择安全、有效、毒副作用小药物。

常用抗癫痫药物有苯妥英钠（PHT），苯巴比妥（PB），丙戊酸钠（VPA），卡马西平（CBZ），扑痫酮（PRM）等。新抗癫痫药物有拉莫三嗪（LTG）、加巴喷丁（GBP）、奥卡西平（OCBZ）、托吡酯（TPM）、非尔氨酯（felbamate）、噻加宾（TBG）、唑尼沙胺（Zonisamide）、氨已烯酸（VGT）、左乙拉西坦等，新抗癫痫药物虽然有许多优点，抗发作谱广，安全性高，不良反应少。但是，它们的长期疗效、远期毒副反应，仍需要进一步观察。目前抗癫痫药物与理想的抗癫痫药物仍相距很远。

3. 癫痫持续状态治疗

（1）急救　遇到癫痫持续状态的病人，首先应将病人放平，防止坠床跌伤。立即松开病人领扣和裤带，将病人头偏向一侧，以利口腔分泌物外流，严防误吸而引起窒息。若口鼻分泌物过多，应立即吸净，保证呼吸道通畅，并安放口咽通气管，补充给氧。强直期的病人因全身肌肉收缩、牙关紧闭，此时应尽力用折叠的纱布缠裹压舌板，插入病人的上下牙齿之间，防止舌咬伤。严密观察生命体征，定时监测瞳孔、呼吸、血压、脉搏、体温。为了纠正缺氧，有时果断地给予气管插管和适当的辅助换气，必要时行气管切开。

（2）非手术治疗　控制癫痫持续状态，应选用足量、静脉注射、速效、副作用小的药物，及时终止癫痫发作。

1）安定：在癫痫持续状态下每次 10mg 静推，速度 2.5mg/分钟。若发作未停止，15min 后可重复一次，若停止，20 分钟后，再接着 100mg ＋ 5％G. S 500 毫升/12 小时，直至 24 小时后，停止使用。用药不宜过快，否则可产生呼吸抑制而死亡；青光眼和重症肌无力者禁用，老人、小儿慎用。

2）丙戊酸钠（德巴金）：癫痫持续状态可选用丙戊酸钠注射液（德巴金）200mg 静推，速度为 20～50mg/min 或 3～6mg/kg · min 计算）；以前一直用丙戊酸钠治疗者，首次只能按 5mg/kg 计算。接着，德巴金 1mg/kg · h 计算，泵入或静脉点滴，每日最大剂量不超过 1200～1600mg/日，极量在 2400mg/日，24 小时后停用，也可再维持 2～3 天或稍长再停止使用。静脉注射停止，给予口服丙戊酸钠（德巴金）。用药时注意与其他药物的相互影响，特别是对有肝功能损害病人，要观察其副作用。

3）苯巴比妥（鲁米那）：由于口服后 30～60min 才出现作用，静脉注射 10min 以后才显效，故一般用在控制癫痫持续状态，先用安定控制症状，再用苯巴比妥 0.15～0.2g 肌肉注射或静脉。若静脉点滴，剂量为 200～250mg，速度 50mg/min，6 小时可重复一次。每日量≤500mg。此药有很多副作用，大剂量对机体呈普遍抑制作用，特别是在肾功能不全情况下，易蓄积中毒，引起中枢神经系统和循环系统抑制，必须引起注意。

同时，给予广谱抗生素预防感染。用 20％甘露醇 250ml 静滴，加用少量地塞米松（10mg 左右）减轻脑水肿。高热物理降温，纠正电解质紊乱，注意酸碱平衡。对顽固性癫痫持续状态的治疗，上述措施仍不能终止癫痫发作，应在气管插管和辅助换气的支持下应用麻醉药（如咪达唑仑等），终止癫痫持续发作状态。

（二）外科治疗

1. 病因治疗

颅脑损伤病人，不论有无癫痫发生，尽量消除可能导致颅脑损伤后发生的晚期癫痫的各种隐患。如颅脑火器伤和开放性颅脑损伤病人，早期创口的处理十分重要，要采取严格进行清除伤口内异物、切除无生机脑组织、保护脑和软脑膜血供、缝合或修补硬脑膜、防止创口感染等措施。对于颅骨凹陷性骨折，尤其是骨片凹陷发生在运动区附近的病人，要积极进行凹陷骨片的整复，解除脑受压；正确掌握颅内血肿的手术指征，及时进行血肿清除；控制脑水肿，减轻脑组织缺氧性损害和防治颅内感染。

2. 外伤性癫痫灶治疗

外伤后癫痫一旦发生，需正规药物治疗 2 年以上，如药物不能控制癫痫发作，且发作频繁，应考虑外科手术治疗。那么，术前要进行评估，利用详细病史，体格检查，神经电生理和影像学检查，神经心理，社会心理综合评估，目的在于判断局灶性还是全面性癫痫；如果是局灶性癫痫，是起源于颞叶还是颞外；有无明显癫痫灶；如果行手术可能引起什么功能神经损害。

外伤性癫痫的手术指征：①符合癫痫诊断标准；②EEG 和影像学（CT、MRI）均有局限性异常，二者部位基本一致；③定位准确；④手术不影响神经功能加重。外伤性癫痫其致痫灶多在脑膜-脑瘢痕附近的皮质，手术时应将这部分组织充分切除。致痫灶位于运动、感觉或语言等重要区域时，切除范围以最小限度为宜。

四、外伤后癫痫的预防

临床上对颅脑损伤预防癫痫药物的应用一直存在争议。因为，癫痫表现多样性，对治疗策略有明显影响，癫痫发病的机制至今仍未定论，抗癫痫药物仅针对其中的少数病理机制，无法控制所有类型癫痫发作，特别是不能预防癫痫发作（发生）。在决定颅脑外伤病人是否需要预防性应用抗癫痫药物时，要取得病人及家属的理解和合作，既要消除病人对预防性抗癫痫药物会引起各种损害的误解，又要消除病人对停药导致癫痫发作及恐惧。下面的几点注意事项供病人、家属、医师在颅脑损伤后对“癫痫”的用药取舍供参考：

1. 严重颅脑损伤属高危病例，外伤后癫痫发生率较高，应接受预防性抗癫痫药物治疗，在有效血药浓度治疗下，时间可延长3～6个月，此间期若无发作，可逐渐停药。

2. 如果伤后没有癫痫发作，不采用预防性抗癫痫药物治疗。

3. 如果伤后有癫痫发作，应采用抗癫痫药物治疗，一般在6个月以上，少数病人应用抗癫痫药物治疗24个月。此时若停药，必须遵循以下情况：①癫痫发作有先兆；②癫痫有家族史；③试停药EEG检查，有局灶性和普遍性慢波；④有热性惊厥史；⑤QI低于50者。有上述情况之一者停药易复发。

4. 外伤后癫痫的自愈趋势，同其他类型的癫痫发作一样，外伤后癫痫发作次数较少的病人容易得到控制。外伤后癫痫有自然痊愈的趋势，Wakler和Erculei观察到约50％的外伤后癫痫病人在伤后15年内可完全消失。

（傅先明　汪业汉）

第 15 章　外伤性脑积水诊疗

一、概述

外伤性脑积水又常被称为外伤后脑积水（Posttraumatic hydrocephalus，PTH），多见于重型脑损伤并伴脑挫裂伤、外伤性蛛血患者，由于伴发脑脊液循环动力学的异常而引起脑室、蛛网膜下腔内脑脊液积聚，引起脑室系统扩大者称为外伤性脑积水。由于诊断技术的进步，近年来发现外伤性脑积水是颅脑损伤后相当常见的并发症，而且是造成患者病情加重、病残和致死的重要因素之一。

外伤性脑积水通常在外伤后 2 周到数年内均可发生。按脑积水发生时间可分为急性、慢性两种。伤后数小时至 2 周之内发生的均为急性脑积水，多因血块直接阻塞脑脊液循环通路或因蛛网膜被红细胞阻塞所致，进行性颅内压增高明显，临床上较为常见。慢性脑积水则多在伤后 3～6 周内形成，亦有迟至数月甚至 1 年始发病者。这类患者往往存在蛛网膜增厚纤维性变、室管膜破坏及脑室周围脱髓鞘等病理改变，常以脑脊液吸收障碍为主。

外伤性脑积水按照脑脊液循环的通畅性又可分为阻塞性脑积水（非交通性脑积水）和交通性脑积水（非阻塞性脑积水）。阻塞性脑积水是由于脑脊液在脑室系统内或脑室系统出口处流动受限所致。通常是由于外伤后脑室系统出血等原因引起。交通性脑积水则通常由于蛛网膜下腔的出血引起蛛网膜颗粒的粘连、阻塞引起，其脑脊液在脑室系统内和第四脑室出口处的流动是不受影响的。由于交通性脑积水严格意义上也是一种阻塞性脑积水，近年来有人主张废弃交通性脑积水这一名称，而将阻塞部位在脑室内者称为“脑室阻塞性脑积水”，阻塞部位在蛛网膜下腔者称为“蛛网膜下腔阻塞性脑积水”。

慢性脑积水多为交通性脑积水，初期患者的颅内压高于正常，至脑室扩大到一定程度后，由于吸收面扩大，颅内压逐渐下降至正常范围，但由于脑脊液的静水压已经超过了脑室壁所能承受的压力，使脑室壁继续扩大，脑萎缩进行性加重致临床症状不断进展。

二、流行病学

Dandy 在 1914 年最早描述了外伤性脑积水。由于诊断标准和分类的不同，各家报道中外伤性脑积水的发病率差异巨大，约在 0.7%～29%之间。如果采用 CT 所见脑室扩大作为诊断指标，则其发病率可高达 30%～86%。没有资料表明发生外伤性脑积水的人种、性别、年龄之间的差异。确切的诊断应该是结合临床、影像学和治疗记录。有症状的外伤性脑积水在分流手术后症状应有所改善，而脑萎缩引起的脑室扩大在分流手术后没有变化。目前尚没有资料确切统计外伤性脑积水导致的死亡率和伤残率。

三、发病机制

外伤性脑积水的发病机制仍在探讨中。主要有两个因素参与脑积水的形成：一是脑损伤造成的脑脊液循环和吸收障碍。脑挫伤后蛛网膜下腔出血较常见，大量的血性脑脊液对脑膜将产生强烈的刺激，可引起无菌性炎症反应，因此，可以在软膜与蛛网膜之间发生粘连，甚至堵塞蛛网膜绒毛，从而造成脑脊液的循环和吸收障碍。此时由脉络丛产生的脑脊液虽然可以流出脑室，但却受阻于蛛网膜下腔而在脑基底池、环池及侧裂池等处阻碍脑脊液经脑凸面循环至蛛网膜粒吸收。因此，患者往往出现颅内压增高症状，且脑室系统也随之扩大，如果没有得到及时合理的治疗，病情将日趋恶化。有时脑脊液循环梗阻发生在脑室系统之内，引起一侧或双侧脑室积水，这种情况多系脑室穿通伤或脑内血肿破入脑室所致，常在室间孔、导水管或四脑室出口处发生阻塞。间或可因小脑幕切迹疝，脑干移位而致环池闭塞或导水管受压迫也能引起脑积水；或因不适当的大骨瓣减压，脑严重膨出、移位，导致脑脊液循环受阻而伴发脑积水亦时有发现。

外伤性脑积水的形成原因之二是发生脑室内压力增高，脑脊液的静水压使脑室系统呈进行性扩大趋势。有学者认为脑脊液的吸收与蛛网膜下腔和上矢状窦的压力差以及蛛网膜绒毛颗粒的阻力有关。当脑外伤后颅内压增高时，上矢状窦的压力随之升高，使蛛网膜下腔和上矢状窦的压力差变小，从而使蛛网膜绒毛微小管系统受压甚至关闭，直接影响脑脊液的吸收。脑脊液的积蓄造成脑室内静水压升高时还可产生离心方向的力，压迫周围的结构如脑实质、脑血管和蛛网膜下腔。其结果造成脑实质的体积和血容量减少，蛛网膜下腔被压缩，使脑脊液循环受阻。如果压力持久性升高，即可造成脑萎缩，脑室进行性扩大。

在外伤性脑积水的初期，患者的颅内压是高于正常的。及至脑室扩大到一定程度之后，由于加大了吸收面，有的患者颅内压下降至正常范围，但仍可发生脑积水，临床上称之为“正常颅压脑积水(Normal pressure hydrocephalus，NPH)”。根据 Pascal 定律，当液体压力不变时，容器壁上所受的力与容器面积呈正比。脑室可比作容器，脑外伤后脑室内压力高时使脑室扩大，即使脑室压力降到正常，只要脑室仍扩大，其脑室壁上所受的力也会较大，使脑室维持在扩大状态。故此，在外伤性脑积水的患者中，部分患者尽管颅内压并不明显增高，但是由于脑室系统的扩大，脑室周围的白质组织在较短的时间内发生水肿可能导致一系列的神经功能的减退。

四、临床表现

【症状与体征】

外伤后脑积水因发病急、缓不同，临床表现也有所不同。除原有脑挫裂伤、蛛血、颅内血肿等临床表现外，急性外伤性脑积水主要表现为颅内压增高征象及精神与意识障碍。在轻度颅脑损伤的患者，当头部创伤的急性症状消退后，主诉逐渐出现头痛，开始时局限于双侧额部，晨起时为重，坐起或直立后可缓解。病情加重时，头痛渐扩展为全头性胀痛，且呈持续性，常常在夜间使患者痛醒。颈痛的出现表明小脑扁桃体已疝出枕大孔，刺激颈神经。恶心、呕吐通常是头痛的伴随症状，其出现并不受头部运动的影响，而是在清晨头痛较剧烈时发生。躯干性共济失调，表现为步态不稳，步基变宽，而无明显小脑受损的表现。视力障碍出现较晚，表现为视力减退、复视。体格检查一般可发现视乳头水肿、展神经麻痹及上视不能、调节反射丧失等。继发于重度颅脑损伤的急性脑积水患者，病情急骤凶险，死亡率高。伤后数日内出现者可表现为深昏迷、去脑强直、瞳孔散大和呼吸抑制。伤后 2 周内发生者多表现为伤后持久昏迷不醒或病情稳定后突然意识障碍程度加深伴颅内压增高表现，或出现难以解释的神经系统障碍加重。

慢性型脑积水多见于伤后 3～6 周，或迟至 6～12 个月，多表现为正常颅压脑积水，自伤后至出现脑积水症状平均为 4.18 个月，一般都不及 1 年。患者可出现典型的痴呆、步态不稳及尿失禁"三联征"为主的综合征。该综合征多为逐渐进展，持续加重，但病变发展速度在不同个体间却差异极大。一般无头痛，但可有淡漠、情绪不稳、下肢僵硬、癫痫及 Parkinson 样症状群等非特征性症状。病情发展较缓慢，症状时有波动。体格检查中仅有原发颅脑损伤所致症状和体征，眼底检查亦无视乳头水肿现象。行走困难几乎见于全部患者，肢体运动迟缓，肌力通常正常。一侧或双侧可引出 Babinski 征，腱反射可有增强。吸吮和强握反射一般只在晚期出现。步态障碍是最具特征性的表现，通常是首发症状，步态障碍的程度可从轻度的平衡能力减退，到不能行走甚至不能直立。患者常有多次跌倒的病史。步迹试验的计算机分析显示以短步距、宽步基、抬腿困难，抗重力肌群的连续收缩活动为特点。转身时易失去平衡，行走时交替迈步困难，Romberg 试验无论睁眼还是闭目均易倾倒，而无小脑半球性共济失调的表现。在老年患者此症表现得尤为突出。在一部分患者中，步态障碍与智力障碍同时出现，偶尔亦可出现于智力障碍、尿失禁等其他症状之后。智力障碍的表现形式差异很大，最具特征性的表现是近事记忆受损。早期无发音障碍，但计算、书写、绘画等能力已明显受损。继而发生思维和动作迟钝，表情淡漠，随病情发展而症状较重时，可有明显的缄默，重度运动功能减退和意志缺失。一定程度的尿失禁也在较晚期出现。脑积水引起上述的步态、智能和排尿障碍等所谓三联征的机制在于：根据生物力学原理，脑积水时侧脑室扩大程度大于第三和第四脑室，而且额角最易扩张，从而使大脑前动脉及其分支在胼胝体上方受到牵拉，导致该血管所支配的额区和旁中央小叶的血液供应障碍，而这些区域正是管辖智能、下肢运动与排尿等功能的高级中枢所在，所以引起各种相应的症状。

【辅助检查】

1. 腰椎穿刺：急性外伤性脑积水，多伴颅内压增高，不宜腰穿；慢性者腰穿或脑室内压力大都正常，脑脊液蛋白含量可升高。

2. CT 扫描：外伤性脑积水的 CT 扫描所见：①脑室扩大，尤以侧脑室前角较为明显，第三脑室和颞角亦可扩大；②脑沟正常或消失，如脑沟存在，应有第四脑室和基底池的扩大。③扩大的侧脑室周围，尤其是额角周围存在明显的低密度区，多是由于脑室内脑脊液静水压升高，室管膜破裂脑脊液渗入脑室周围脑白质内所致，多见于急性的脑积水，在脑萎缩引起的脑室扩大患者中一般不会出现这种性质的水肿。④脑室扩大重于脑池扩大。对于临床有怀疑但缺少确切诊断依据的患者应该做连续的 CT 随访检查。

3. 磁共振显像：MRI 对脑积水的诊断、分型、病因的确定亦有重要价值。MRI 成像可提供一般 CT 缺乏的颅脑矢状面和冠状面的影像，更为直观地显示脑室系统的大小和导水管的通畅情况。首先侧脑室前角的扩张及脑室周围的间质性水肿带，可于 T2 加权图像上显示出明显的高信号；其次于冠状面可以测出两侧室顶之间的夹角小于 120°，相反在脑萎缩患者此角则常大于 140°；再次于矢状面尚可看到第三脑室呈球形扩大，视隐窝和漏斗隐窝变浅变钝，而在脑萎缩患者，其第三脑室前后壁、漏斗隐窝、视隐窝则无明显变形，虽有扩大但仍保持其原有轮廓。

4. 放射性核素脑池造影：经腰穿或小脑延髓池穿刺注入放射

性核素，追踪核素的脑脊液循环途径。核素随脑脊液向上沿中线和脑表面两条途径流动，最后到达矢状窦旁。正常为 24 小时后即可到达大脑半球表面，48 小时后大脑表面的核素完全消失，核素通常不进入脑室内，而且两侧的流动和分布是对称的。但是在外伤性脑积水的患者中，脑脊液的流体动力学发生障碍，最常见的是核素经第四脑室的正中孔向脑室内反流，以致扫描时只见脑室的影像而无脑表面蛛网膜下腔显影，说明脑脊液流动路径异常，脑脊液吸收功能不良。如果脑室内核素存在的时间超过 24 小时，说明脑脊液向脑室的反流是持续存在的。如果脑表面吸收脑脊液的途径未完全梗阻，则反流是暂时的，此时早期扫描可见脑室内有核素沾染，其后则分布于脑池和脑表面的蛛网膜下腔。

五、诊断与鉴别诊断

【诊断】

大凡严重脑外伤患者，经过及时合理的处理之后，病情虽已稳定但意识恢复欠佳或有新的神经受损体征出现时，应及时进行影像学检查，确定有无急性脑积水。另外，脑外伤后长时间出现痴呆、行动障碍、尿失禁者，应行 CT 或 MRI 检查，若发现脑室系统扩大，腰穿为正常压力，则应该考虑正常颅压脑积水。确诊外伤性脑积水除依据临床表现外，主要依靠头部 CT 平扫。诊断脑积水的 CT 征象有：侧脑室前角扩大（侧脑室额角最大宽度与同一水平两侧颅骨内板的内径之比＞50％；或双侧脑室额角最大宽度与颅骨内板最大横径之比＞30％）、颞角扩大（颞角宽度≥2mm）、第三、第四脑室及基底池的扩大、脑沟正常或消失。脑沟的扩大提示侧脑室的扩大是因为脑组织的萎缩而不是脑积水。急性的脑积水可以导致脑室周围组织的水肿，在脑萎缩引起的脑室扩大患者中一般不会出现这种性质的水肿。对于临床有怀疑但缺少确切诊断依据的患者应该做连续的 CT 随访检查。MR 扫描对于明确有无脑室周围组织的水肿非常有帮助。放射性核素脑脊液成像检查，对脑积水诊断亦有重要价值，根据核素在脑室内滞留的时间有助于估计脑积水的严重程度。

【鉴别诊断】

脑外伤后慢性型脑积水多表现为正常颅压脑积水，不易与早老性痴呆、老年性痴呆、血管性痴呆、震颤麻痹性痴呆、慢性硬膜下血肿、额叶肿瘤等疾病相鉴别。因此有必要结合辅助检查加以确诊。外伤性脑积水还应特别注意与外伤性脑萎缩相鉴别。由于前者可籍颅外分流手术起效，而手术对脑萎缩无益，故术前对两者的鉴别至关重要（表 15－1）。

表 15－1　外伤性脑积水与外伤性脑萎缩的鉴别

		外伤性脑积水	外伤性脑萎缩
症状与体征	颅内压增高	（＋）	（－）
	手术区骨窗隆起	（＋）	（－）
	视乳头水肿	（＋）	（－）
	CSF 压力↑	（＋）	（－）
CT 所见	脑室扩大	明显	中度
	脑室轮廓	光整	不光滑
	脑沟	不变宽	变宽
	脑组织密度	不减低	减低
	脑室与脑池比例	脑室扩大重于脑池	均扩大
	脑室周围间质水肿	（＋）	（－）
	胼胝体角	两侧室胼胝体角＜120°	两侧室胼胝体角＞140°
	三脑室形态	呈球形扩大	呈均匀扩大
	视隐窝及漏斗隐窝	变钝圆	仍较尖锐

六、治疗

大部分研究表明，药物治疗对外伤后脑积水基本没有作用。确切的治疗只能是手术。目前外伤性脑积水的手术治疗主要有两个策略，一是减少脑脊液分泌或直接解除 CSF 循环通路梗阻，二是脑脊液分流。正常情况下脑脊液压力为 110mmH_2O 左右，如果颅内压达到 135～257mm H_2O，有可能需要作手术治疗，当颅内压大于 275 mm H_2O，手术有绝对的指征。释放脑脊液 50ml，在放出脑脊液前后测定患者的认知功能和全身状况可以评价分流手术的效果。

(1) 内镜手术：近年来由于现代光学技术的进步，内镜和手术器械的微型化以及激光的应用，内镜手术已变得安全可靠。利用小管径针状内镜经侧脑室行第三脑室造瘘术来治疗梗阻性脑积水，以及在内镜直视下用激光凝固脉络丛来治疗交通性脑积水均取得了良好的效果，手术并发症少，术后恢复快。随着超细纤维内镜的出现，通过内镜来扩张中脑导水管以治疗创伤所致的中脑导水管梗阻引起的脑积水也成为可能。

(2) 脑脊液分流术：是将脑室内的脑脊液引导到身体的其他部位以恢复脑脊液分泌与吸收之间的平衡，从而达到治疗脑积水的目的。目前，脑脊液分流术已成为治疗外伤性脑积水的主要手段。

分流术适应证：①创伤后脑积水合并颅内高压者；②神经功能缺失不能用创伤所致的局部脑损伤来解释者；③有特征性正常压力脑积水（NPH）的临床表现者。

分流术禁忌证：①年龄过大或昏迷时间较长，即使分流术成功症状也不会有所改善者；②颅内感染未控制；③脑室液蛋白含量过高或有出血者；④分流处或分流管路径有局部感染者；⑤有严重循环、呼吸系统疾病者。

脑脊液分流术后疗效的预测，通常根据以下几点加以评定：①术前有无步态障碍。统计结果和经验表明，术前有步态障碍者，术后疗效较无此症状者为佳。②NPH 患者连续颅内压监测（硬膜外或脑室内）显示压力峰值超过2.67kPa或常伴有β波活动者，分流术后疗效佳。③通过腰椎穿刺或侧脑室外引流管释放一定量的脑脊液后，若症状改善，则分流术易成功。这是预测分流术疗效的一个较为可靠的指标。④CT像显示扩大的脑室旁（额角旁多见）低密度区的出现提示行分流术效果佳，这一预测指标在临床上简单易行，较为实用。⑤早期行脑室分流其效果较晚期分流者佳。但术后出现并发症者，效果均差。

脑脊液分流术的方法：在外伤性脑积水的治疗中，应用最广泛的是侧脑室—腹腔分流术，简称V-P手术，其次为侧脑室—心房分流术（V-A手术）。通常是作右侧侧脑室－腹腔或右侧侧脑室一心房分流。选择右侧的理由是尽可能避免损伤到左侧的语言中枢。如果临床特殊情况不允许作这样的操作，可以根据实际情况作出调整。如果存在腹部大面积斑痕、腹膜炎、腹腔脏器损伤等情况，也可以考虑作胸腔分流等。手术所用的脑脊液分流管一般由脑室管、阀门装置、腹腔管（或心房管）三部分组成，并按脑脊液自动打开阀门所需压力的不同而分为低压（10～75mmH_2O）、中压（65～135mmH_2O）和高压（120～200mmH_2O）三类。分流装置应该带有储液囊，以备暂时增加引流或开放引流之用或监测分流装置通畅情况。近年来，压力可调式分流管已经在临床广泛使用。

文献报道外伤性脑积水分流术的疗效存在很大的差异。大约有50％的脑积水患者在施行分流手术后症状出现明显的好转，另外有25％的患者症状有中度改善。患者主要表现为觉醒和运动功能的改善以及行为能力的提高。

高压力性脑积水分流术后的并发症一般较少，而正常压力脑积水术后并发症较多。常见的并发症包括：①感染：主要是由于分流手术过程中的污染所致，也可能由于伤口感染所致。②过度分流：通常是由于分流阀控制压力与患者脑室内压力不匹配或是由于虹吸效应所致，常导致低颅压综合征，慢性硬膜下血肿或硬膜下积液的发生。过度分流所致的低颅压综合征多表现为头痛，于坐起时加重，可伴恶心，颈后部疼痛等。一旦发生过度分流，则需更换高压分流管，或带抗虹吸装置的分流管。若分流管为压力可调式，则可直接上调阀门压力而无须更换分流装置。合并硬脑膜下血肿或积液者，若量少无明显占位表现，可 CT 定期复查；若继续增大，有时甚至需要考虑临时结扎关闭分流装置，辅以硬膜下钻孔引流等措施。③分流不足：常表现为术后扩大的脑室未能缩小，患者症状无好转。需要根据患者体内不断变化的生理压力来多次调节分流阀的设置压力，才能取得满意的疗效。由此可见，使分流阀的压力与患者不断变化的颅内生理压力相匹配对取得良好的疗效十分重要。④分流装置功能障碍：分流管功能障碍的实际发生率较高，据统计为 31%。如果怀疑分流管功能障碍，应首先行 CT 检查。高压力性脑积水术后脑室应在一周内开始缩小，若仍在进行性增大，即提示分流管故障。在正常颅压脑积水患者，应做腰穿测压观察其压力与分流阀设定压力是否一致来判断分流管功能状态。直接按压与单向分流阀之间的贮液器处头皮，若不能压下，提示导管腹腔端堵塞，若压下顺利而回弹不良，提示脑室端堵塞。

七、预防

在临床实践中，对于合并严重脑挫裂伤、外伤性脑室内出血或外伤性蛛血的高危患者，应事先考虑到发生外伤性脑积水的可能性。对于可疑病例，应尽早行头颅 CT 检查明确诊断。如系外伤性脑室内出血应作脑室持续外引流术，排出血性脑脊液，降低颅内压，改善脑血流量，直至脑脊液清亮，压力正常为止，从而减少以后发生脑积水的机会；若系外伤性蛛网膜下腔出血，在激素治疗的同时可每天腰穿 1～2 次，放出血性脑脊液，使脑脊液循环通路通畅。以上措施有利于减少外伤性脑积水的发生。

（钟春龙　王　勇　罗其中）

第16章 长期昏迷诊疗

一、概述

医疗救治技术的进步已经使更多的严重脑损伤患者得以存活。在20世纪80年代研究已经表明，病死率已经下降至49%～61%。在过去的25年内，随着对急性严重颅脑创伤患者救治技术的进步，使得严重颅脑创伤患者的病死率急剧下降，每十年病死率降低了10%。尽管患者有着同样严重颅脑创伤，但目前有更多的患者在ICU中得以生存下来，并得到更长久的存活，如几个月或几年。但随之而来更重要的是，高达14%的严重颅脑创伤患者仍处于长期昏迷或植物状态，并且这样患者的数目在不断增加，给社会和家庭带来一系列的严重问题，同时也造成许多社会伦理和经济的问题。如何通过医学技术的发展和进步，对这一颅脑创伤后的严重状态有明确的认识，使得这一部分患者能够得到最佳的治疗结果，重新回到社会中去，减轻社会和家庭的负担，对于临床医师来说仍然是一个极大的挑战。在国内，对长期昏迷或植物状态患者后续催醒治疗和康复方面仍然认识不足，投入也不够，只有零星单位介入到对这类患者的康复治疗中。在此，我们认为有必要呼吁社会各界，尤其是卫生行政和决策部门，应该加强对这一治疗领域的关注。

1. 基本概念

目前对长期昏迷或植物状态的定义仍然没有一致的意见。有人认为颅脑创伤患者伤后持续昏迷1个月以上称为长期昏迷，也有人认为颅脑创伤后持续昏迷2周以上就属于长期昏迷。但这些都不够准确。目前这种缺乏统一认识和普遍接受的有关长期昏迷或植物状态概念的状况，不仅给患者的治疗带来困难，而且医师相互之间、医师与患者家属之间均不能很好地沟通。因此，迫切需要有一个普遍接受的定义和名词。

Jennett 和 Plum 复习文献，对许多命名的综合征进行了鉴别。这些综合征包括：①脑死亡；②运动不能性缄默症；③永久性、不可逆性或长期昏迷；④木僵或痴呆；⑤去大脑或去皮质状态；⑥Apallic综合征；⑦闭锁（locked-in）综合征等。他们发觉这些医学术语在用于命名植物状态时均有一定的缺陷。在有关应用“持续性”（persistent）和“永久性”（permanent）术语对植物状态患者命名时，也出现了争议。美国 Multi Society Task Force（MSTF）指出：持续性植物状态是一个诊断性命名，而永久性植物状态则是一个预后性命名。名词“持续性”通常描述那些患者因不同病因所致而处于植物状态到超过 1 个月、3 个月或 12 个月，而名词“永久性”指的是患者在颅脑创伤引起植物状态后超过 1 年。但大多数学者强烈地认为：“持续性”和“永久性”的术语应该从植物状态的诊断中去除，这是因为他们想在一个诊断性命名上增加一个预后性命名。

也有其他学者试图为“植物状态”使用其他更合适的名词。Roberts 应用名词“去大脑痴呆”来描述患者在对刺激有一种去大脑强直的反应，虽然“一侧肢体有目的的运动在好几个月后可以出现”。他进一步描述“没有可以测到的智力功能，但对语言或手势最终有一些形式的情绪反应”。他认为这是比“持续性植物状态”更为精确的诊断。Sazbon 和 Groswasser 建议采用“昏迷后无意识”名词，它在描述患者的临床征象方面有其优势，即此时患者不再处于昏迷，但没有任何有意识迹象的表现。

2. 创伤性意识障碍的分类

创伤性意识障碍可以分为昏迷、植物状态、微意识状态等。严重颅脑创伤患者的恢复过程是以意识恢复开始的。昏迷一般指无觉醒、无睡眠觉醒周期和无自主性睁眼的迹象。在区分和鉴别植物状态与微意识状态时有诸多不同意见。美国神经病学学院（American Academy of Neurology，AAN）提出确定植物状态时要满足所有的四个标准和条件：①没有按吩咐动作的证据；②没有可以被理解的言语反应；③没有可辨别的言语或手语来打算交谈和沟通的表示；④没有任何定位或自主的运动反应的迹象。Aspen Consensus 会议对微意识状态这一类别的定义为：①出现可重复的但不协调的按吩咐动作；②有可被理解的言语；③通过可辨别的语言或手语来进行沟通反应；④有定位或自主运动反应。如能满足上述四个标准中任何一个，那么这个患者可以被分类为微意识状态。

二、发生率和流行病学

处于植物状态人群的确切数目并未掌握，这是因为从现有的很少的流行病学研究中来计算出那些数字和图表是很困难的。MSTF 还指出，这些流行病学数字不可知的原因是因为缺乏国际统一可接受的诊断标准。

发病率的数字是动态变化的，依赖于颅脑创伤的原因、病情出现的时间间隔和植物状态的诊断标准。一项对严重颅脑创伤的国际性研究表明，植物状态在 1、3、6 个月和 12 个月时的百分比分别为入院时的 10%、4%、2%和 1%。对于严重颅脑创伤（昏迷时间超过 6 h），1 个月时持续性植物状态的发生率在 1%～14%之间变化。对于非创伤性昏迷，发生率要更高一些。另一项研究结果显示，在 500 例非创伤性昏迷患者中，入院时和入院后 1 个月患者中分别有 31%和 12%的存活者处于持续性植物状态。Sazbon 等记录到在 1975～1982 年，每年大约平均 17 个颅脑创伤患者在入院时为植物状态，这与每 100 万人群中出现 4 例的发生率相类似。Higashi 等在 1973 年 6 月总结了日本西部的 16 个城镇中的 269 个医院的治疗情况。尽管他们不能对所有地区的持续性植物状态发生率作出评估，但他们的确证实在 150 万人群中有 37 个植物状态患者，此时发生率为 2.5/10 万人，这些数字还包括各种原因引起的持续性植物状态。在法国所估计的发生率为 0.6/10 万人，流行率为 2/10 万人。MSTF 估计在美国有 10 000～25 000（相当于（4～10)/10 万人群中）患者处于持续性植物状态。Jennett 叙述颅脑创伤占所有创伤病死率的一半左右，在中枢神经系统疾病中是仅次于卒中的主要致死因素。在美国，每年颅脑创伤的发生率为每10万人口中有200例。由于在诊断和命名上的含糊不清，因此对持续性植物状态的发生率很难获得一个准确的估计数。

三、诊断和临床评估

1. 原则

由于颅脑创伤患者的脑功能处于动态变化之中，因此，对其作出评估需要相当长的时间；如果要确定脑功能的不同水平，这种评估一般需耗时几周，而不是几个小时。对每一个具体患者来说，对恢复的可能性、治疗的恰当性和计划救治的医疗单位作出决定这一过程是非常重要的。考虑到临床反应的起伏性，因此时间取样技术的一个重要的作用在于评估行为的不同表现，例如生理节奏作用、对特殊治疗的反应、环境因素作用和作为恢复过程中行为上的变化。家庭人员和其他职业治疗师通常是第一个可以证实患者在认知功能方面起变化的人，尤其在运动功能有一定总的限制时，可通过对患者的面部表情和肢体语言作出更敏感的解释。然而，这可能是很困难的。“有意愿的考虑”可能会将一些偶尔的或反射性活动解释为一个有意义的反应。在鉴别这些反应的恰当意义中需要有相当的技能和经验。对患者的评估的目的在于对反射、无意偶发和自愿的反应三个水平的功能作出客观的评价。

2. 对持续性植物状态患者的评估

1980年，Bricole等明确现代医学技术并不能阐明持续性植物状态患者的诊断。他们认为临床观察仍然是最有意义的过程。1993年，Freeman提出将来研究应着眼于了解患者起初意识的情况。他认为患者对刺激和环境的反应需要在科学性和方法学上进行评定和确定，因此可以阐明患者从持续性植物状态中恢复过来的进程。一个有效的评价工具必须可以明确地确定患者的催醒和意识水平，以此来有效地评价持续性植物状态患者。由于缺乏一个精确的评价工具，一些正在缓慢恢复的患者经常被错误地诊断为处于持续性植物状态中。患者事实上可以意识到他或她周围环境，但是由于一些没有经验的工作人员和现有不恰当的评价工具，因此表现出不能与患者进行有效的沟通。所造成的结果是患者的恢复能力和与环境的功能交互作用不能被明确。对持续性植物状态患者作出准确的评价，出于研究目的或作出公正决定来终止持续性植物状态患者生命的观点，已经变得非常必要。一个准确的评价工具将为工作人员和亲属提供一个有关患者功能恢复的详细信息。因此，确保对持续性植物状态患者进一步治疗的合适的资源利用是非常重要的。1990 年，Ellis 和 Hader 强调医师的工作重点不应该放在对患者有较好预后的期望上，而应该经常考虑如何来改善患者的生活质量，最大可能地帮助和提高每一个存活患者的恢复能力。

3. 注意事项

在诊断和治疗持续性植物状态患者时，应注意以下几点：①对颅脑创伤的急性期后的研究工作的主要目的是排除是否存在需要手术治疗的情况，例如较大的病灶损害和脑积水等。②在颅脑创伤后 4 个月重复进行 CT 扫描是有价值的，可以确定是否有进行性脑积水或是否有进行性脑萎缩。还有人认为，CT 扫描的价值在于当患者的改善类型已经稳定或显示病情恶化，通过 CT 扫描可被发现治疗的病因，如脑积水。CT 检查未发现进行性脑萎缩的证据表示患者有恢复的巨大潜能，这也是一些晚期恢复病例中的一个特性。③EEG 是一个有用的检查手段。较为重要的是，业已发现癫痫状态可以是痉挛性的，也可以是非痉挛性的，而后者更容易、更有可能被遗漏。④没有证据表明诱发电位可以改变对植物状态患者的处置。在感觉诱发电位上 P250 振幅的出现可能是植物状态患者存活的一个预后因素。⑤PET 扫描在处置植物状态患者中的作用是实验性的，尚需要进一步研究加以证实。

四、临床处理

临床处理计划的作用在于：①改善和维持患者的临床状况；

②防止继发性并发症；③为最佳恢复提供临床和身体环境；④为家庭和家属提供支持；⑤帮助患者再融入社会；⑥当恢复是不可能时，提供患者一个伤残处理计划，以防止不必要的并发症和减少长期照顾患者的费用需要。

1. 预防继发性并发症

继发性并发症主要有：①肌张力增高而导致挛缩和永久性畸形残废；②膀胱和泌尿道并发症，如感染、膀胱结石和收缩膀胱等；③直肠并发症，如便秘或腹泻；④营养不良；⑤呼吸道感染；⑥应激性溃疡；⑦深静脉血栓性静脉炎；⑧褥疮性溃疡；⑨异位骨化；⑩家庭的日常生活和工作节奏受影响。如果可能的话，患者来院时所用的管子应该尽量去除。Foley 导尿管在 24 h 内拔除，而代之以吸收性强的尿裤和外在的收集装置。如果患者有很好的咳嗽和呕吐反射，气管切开后插管应该拔除。如果患者有吞咽和呕吐反射，应该将胃管拔除，患者可以吞咽半固体的食物和能够吃足够多的食物来维持体重和良好的营养。

这些不同寻常的治疗方法是诸多昏迷治疗中刺激治疗方面中的一部分。在这一治疗计划中，护士、医师、理疗师和其他成员并不只是单纯地等待昏迷患者的自然苏醒。相反，他们须对这些患者进行频繁的高强度的多种感觉刺激、肢体力量训练和采取各种防止肢体不活动和无意识所带来的并发症的护理措施。

2. 昏迷催醒治疗

目前，在美国应用包括频繁的高强度的多种感觉刺激、肢体力量训练等内容的昏迷催醒治疗（coma awakening therapy）计划正在大大加强。他们的主要依据是大脑具有原先没有认识到的修复能力。对昏迷患者提倡进行高强度多种感觉刺激，相信这种措施将可以刺激大脑的网状激活系统（RAS）。网状激活系统主要与催醒和觉醒有关系，通常对所有感觉刺激包括疼痛、压力、触觉、温度、本体感觉、视觉和听觉等起反应。希望这种强刺激将有助于患者觉醒，重复的刺激将有助于训练大脑原先处于“休眠”状态的部分功能。

昏迷催醒治疗的基础在于患者接受的外界刺激的频率、强度和持续时间。刺激可以通过大脑接受外界信息的五个感觉通路（视觉、听觉、触觉、味觉和嗅觉）和物理活动来进行。感觉刺激是刺激网状激活系统（意识控制中心）来维持清醒状态的必要因素。基本上，处于临床生命体征稳定状况的所有昏迷状态患者均适合于昏迷催醒治疗。在进行这种治疗之前，对患者的评价是必要的。Freeman 指出尽管在评价生理状况是相对较容易的，但是在测定脑功能的程度时是较困难的。他认为 GCS 评分能够提供统一的方法来评价严重的颅脑创伤，但在 9 分或更高时 GCS 评分可能不够准确。因此，Freeman 建议在评价脑功能时，应该包括在一个持续不断的患者的视觉、听觉和触觉能力的评价系统。昏迷催醒治疗应该在患者出现昏迷后尽可能早地进行。如果伤者的医疗状况稳定，在 ICU 中就可以开始进行。

通过在非常接近患者的环境中放置明亮的图片、招贴画和熟悉的照片等来进行视觉和记忆力催醒治疗。视觉的多样化是重要的，要让患者坐在病房内的不同位置，这将加宽视觉刺激。可以考虑借用电视节目来进行视觉刺激，但要考虑到患者伤前的喜好来选择电视节目。通过音乐和电视的听觉催醒治疗的时间和内容不应该保持固定，因为大脑有关闭规则声音的能力。应用耳机可以避免干扰同病房的其他患者。与患者交谈他感兴趣的话题可以完成听觉催醒和刺激记忆力。

触觉催醒可以通过许多种方法完成。在改善和增进触觉刺激方面清洗头发和洗澡等物理依赖性的水平要求较高程度的触觉要优于海绵床。磁性衣服和沙鞋将帮助刺激触觉记忆力，应用合适的相称的鞋可以帮助降低足下垂。

惊吓反射是听觉功能的最低水平，伴随着视觉刺激，反应的类型依赖于刺激的强度。可能引起正常清醒人惊吓的噪声可能并不会刺激一个昏迷患者。所以，需要非常响的噪声（例如直接在患者身旁一起重击两个锅子、摇铃或吹一个很响亮的口哨等）来获得患者的反应。这种噪声刺激应该是不规则和不规律的，因为大脑有关闭连续性声音的能力。

患者面部的表情变化是一个用于判断患者味觉刺激是否有效的指示。像其他感觉形式一样，味觉刺激的强度是重要的。Hunter建议应用例如醋、柠檬汁、芥末、酱油、红辣椒和盐这样的物质作为一种强有力的或者有害的刺激。如果患者有气管内插管或者气管切开后插管在位时应该多加以小心。嗅觉可以应用薄荷油、桉（叶）油、大蒜、强烈的香水、异丙醇和氨酯等来进行刺激。如果患者出现表情改变或企图避让时，表明已经获得了刺激。

假若患者的身体状况已经稳定，可以进一步采用运动刺激。起初，可以进行一些运动范围的练习，最终过渡到应用倾斜床。最后患者以俯卧位或仰卧位的体位被放置在一个非常大的球上，以帮助刺激平衡和头部控制。其他的活动包括将患者放在一个垫子上从一边滚到另一边。昏迷催醒过程可能类似于一个婴儿所经过的对自我和外界环境的意识的发展过程。然而昏迷状况的患者不能自主地来探索环境，因此需要有其他人来协助完成。Hunter 相信，通过刺激的频率、强度和持续时间的方法，大脑可以得到最有效的学习。正如 Kottke 等研究表明，一个对特殊任务所需的完美的协调类型，需要进行上万次的重复练习。由于这个原因，昏迷催醒治疗开始进行时每天 1 h，逐渐增加到每天 6～8 h。

早在许多年前，护士们就已经意识到需要与不清醒的患者交谈。音乐治疗已经成为一些 ICU 每天必不可少的内容。如果护理治疗计划能在五种感觉治疗方面进行的话，那么昏迷催醒治疗就可以一种更和谐的方法来进行。

3. 创伤昏迷的电刺激治疗

对颅脑创伤导致的意识障碍进行电刺激治疗包括几个方面的内容，即脑深部电刺激、脊髓电刺激和经皮电刺激。部分研究单位的研究结果表明，对植物状态或微意识状态的患者进行脑深部电刺激，可以促进患者从意识障碍状态中恢复过来。日本大学医学院对21 位由不同原因脑损伤造成的植物状态（VS）患者在脑损伤后 3 个月时进行了神经学与电生理学的评估。并对这些实施了深部脑刺激（DBS）治疗，并进行了长达10年以上的临床随访观察。其中2个病例以中脑网状结构为刺激靶点，而其他19个病例则以丘脑的中央中核和束旁核（CM－pf）复合体为刺激靶点。21位患者中有8位从VS中苏醒过来，并能够实施遵嘱动作。然而他们之中除了1位之外其他的仍处于卧床不起的生活状态。研究结果表明如果使用合适的神经生理学标准筛选患者，DBS对VS患者苏醒是有一定效果的。脊髓电刺激是将电极植入高颈髓位置并施加持续的电刺激，两种侵入性方法均有部分治疗效果。

在20世纪90年代，在弗吉尼亚大学和东卡大学开展的实验研究中，38例昏迷病人接受了右正中神经电刺激（right median nerve stimulation，RMNS）治疗（或假治疗对照），两个大学使用了同样的技术路线。在弗吉尼亚大学开展了两个实验研究，在这两个研究中，创伤昏迷病人被随机分为电刺激治疗组和假治疗对照组，首个研究中有6例病人，第二个研究中有10例病人，在第一个研究中，治疗组的病人接受神经外科监护治疗的时间较短，第二个研究中，接受电刺激治疗的病人气管插管时间更短。伤后首日GCS接近8分的昏迷患者可以获得满意的功能恢复，GCS4～5分的患者，处于去脑或去皮层状态，用常规治疗很难获得满意疗效，但是采用正中神经电刺激，只要患者在伤后获得生存，其昏迷催醒需要的时间比非治疗组更短。逐渐恢复获得功能水平的机会是非治疗组的两倍。东卡大学1993年至1999年用RMNS治疗了22例昏迷病人，这些病人的GCS评分均为4分，呈现去脑强直状态，处深昏迷状态均超过一周。众所周知，GCS4分的患者预后均较差，而12例年轻的深昏迷患者伤后1年60％获得满意恢复。

右正中神经电刺激治疗生效机制之一是网状上行激活体系。网状上行激活体系起源于脑干网状结构，而LC和DRN是去甲肾上腺素和血清素神经递质系统的起源地。另一个与唤醒和注意力有直接联系的是扣带回前部。近来的功能磁共振研究结果表明，扣带回前部，在施以刺痛的电流强度的RMNS中会被激活。在对昏迷病人的研究中，刺激电流强度并不引起痛觉，但是可以足以引起肌肉抽搐。电刺激治疗昏迷和阿兹海默病人的机制之二与神经营养因子有关。包括神经生长因子和脑衍生神经营养因子。神经营养因子在神经重塑方面起重要的作用，可以将静息的神经突触转化为功能状态。网状上行激活体系。对于右正中神经电刺激昏迷催醒技术的作用机理需要进行更为深入的研究，对其临床效果观察研究的规模亟须扩大以得出更为确切的结论。

4. 药物在治疗长期昏迷或植物状态中的作用

至今为止，仍然只有很少研究信息可以证实药物治疗可以从根本上能使广泛颅脑创伤患者达到最大程度的神经功能恢复。最近的文献报道已经开始将注意力集中在颅脑创伤后的急性后期恢复中的药物治疗作用，尤其是在恢复的程度上具有强有力作用。在颅脑创伤的后期，理论上对恢复程度有价值作用的药物是胆碱能激动剂（agonist）和儿茶酚胺激动剂，抑制促进恢复程度的药物包括儿茶酚胺拮抗剂、胆碱能拮抗剂，γ-氨基丁酸（GABA）激动剂和5-羟色胺激动剂。在运动不能缄默症患者或处于昏迷状态的颅脑创伤患者中应用多巴胺类药物，已经取得一些有意义的结果。Higashi等已经报道在他们的110例持续性植物状态患者的研究中至少有2例患者在应用左旋多巴（laevodopa）治疗后得到恢复。Haig和Ruess已经描述了在植物状态28周后的明显改善。患者为一个24岁男性，在公路交通事故后处于植物状态，并接受维持治疗，在损伤后28周开始服用甲基多巴肼（carbidopa，10 mg）/左旋多巴（100 mg）联合治疗。在随后2 d内注意到精神和智力状况有改善，因此将甲基多巴肼剂量增加至25 mg，左旋多巴的剂量增加至250 mg。在随后的2 d内他开始能说出他母亲的名字。在接下来的几天内他开始说一些短句，回忆起原先知道的名字和在5 min后能够记住新介绍的名字。有一些动物实验研究表明，安非他命可以改善运动功能的恢复，可能是通过改善意识水平而起作用的。还有一些报道描述中枢去甲肾上腺素前体（precursor）L-DOPS对长期意识损害有治疗作用。药物治疗在为恢复提供最佳机会的同时，也有可能对恢复速度产生负作用。具有镇静作用的药物通常被用来治疗癫痫或强直状态，但必须小心确保应用那些最小的镇静作用而有效的药物。

目前仍然很少能从对照研究中得到证实药物治疗在促进植物状态患者恢复中价值的证据。因此，仍然需要很好的对照研究来确定药物治疗在改善植物状态患者预后中的作用。Passler 等通过回顾性复习临床病例来探讨应用溴隐停（bromocriptine）对颅脑创伤后植物状态患者的预后改善作用。作者通过 5 例颅脑创伤植物状态患者应用溴隐停 2.5 mg，2 次/日，共服用 2～6 个月，采用昏迷恢复评分（coma recovery scale）和伤残分级评分（disability rating scale，DRS）对患者治疗前后行为和意识进行评估，并与文献报道中 33 例植物状态患者的治疗情况进行比较。结果发现 5 例植物状态患者经溴隐停治疗后脱离植物状态而进入轻微意识状态。通过 DRS 的评估，他们的身体和认知功能在损伤后 3、6 和 12 个月时要明显地优于原先文献报道中的 33 例植物状态患者的治疗情况。

在颅脑创伤中应用许多药物，例如抗癫痫药和抗痉挛药物有一定的大脑抑制作用，因此应该特别小心地确保应用药物的必要性，包括那些脑抑制作用较小而有效果的药物和剂量。一般推荐药物治疗处理的原则包括：①尽可能地避免应用镇静药物；②评价和建立合适的抗痉挛药物治疗；③使药物治疗方法简单化；④选择那些脑抑制作用最小而同时能提供有效治疗作用的药物；⑤避免应用那些明显妨碍神经恢复和功能的药物；⑥应该对所用药物的附加的和加强的作用有所了解；⑦在营养状况不佳时，应该注意到蛋白质结合作用。

5. 预后

随着现代技术的发展、急诊监护和神经外科对严重颅脑创伤患者的处置的进步，更多的患者尽管有相同的严重的颅脑创伤，可以得到更多的存活机会。事实上，由于代谢失衡和继发性并发症，这些损伤原先被证实是致命的。这些医学进步将产生风险：一些患者将处于持续性植物状态或伴有严重的颅脑创伤的不确定的存活。因此，从严重颅脑创伤中降低病死率的代价——植物状态的患者存活超过30年或更长时间将是不可避免的。

在颅脑创伤急性期时，对长期处置预后的预后推定需要进一步研究和确认。目前的评价方法并不能在急性期对任何一个处于植物状态的患者进行对长期的预后判断。尽管已经有了这样的陈述：在颅脑创伤3个月后仍处于植物状态的患者不会产生明显水平的恢复，但有几个文献报道一些患者的确获得了后期恢复。Andrews等报道了一些患者在颅脑创伤后4～8个月从植物状态中恢复过来，尽管这些患者中的一部分仍处于严重的伤残情况下。Rosenberg等报道1例43岁的男性患者，在缺氧性脑损伤处于植物状态17个月后开始出现意识，此时患者尽管不能认识相片中的人，也不能阅读，但他进展到能够讲故事和笑话。另有1例处于植物状态的44岁男性患者，在蛛网膜下隙出血后仅仅一年时间就开始出现恢复，几乎恢复到正常的体格和智能。从对84例持续性植物状态的创伤资料库的研究信息表明：对这些患者进行长期随访后发现在1～2.5年内有6%的患者出现一些恢复。在对30例持续性植物状态患者的5年随访中，有5例患者在1～5年内从持续性植物状态中恢复过来，尽管仅有2例患者恢复到可以与他人进行沟通的水平。其中1例为61岁的老年妇女在蛛网膜下隙出血后处于植物状态3年和另1例为26岁男性患者处于植物状态8个月。这2例患者恢复到可以阅读、看电视、进行简单的数字加减法计算、告诉时间、可以自行吃饭，不需要轮椅和讲话流利的水平。可见，颅脑创伤后长期昏迷或植物状态患者在病情稳定的情况下，应该尽早对其进行催醒治疗。这种催醒治疗包括一系列综合治疗措施，如早期颅脑创伤的正确处理、各种严重并发症的防治、催醒药物的应用、高压氧治疗和各种催醒训练的康复治疗等。催醒治疗可以在专科医院、康复医院和患者家中进行。但到目前为止，尚无一种方法或药物证明对颅脑创伤后长期昏迷或植物状态患者的催醒有确切疗效。有关颅脑创伤后长期昏迷或植物状态患者的定义和早期预测因素仍不十分清楚，特别是对长期昏迷或植物状态患者的催醒治疗仍缺乏有效方法和药物。因此，研制促进长期昏迷或植物状态患者清醒的方法和药物是今后相当长一段时期内值得研究的课题。

（高国一　江基尧）

第 17 章　颅骨缺损诊疗

第一节　概　述

颅骨缺损（Skull defect）是神经外科常见的病症，颅骨修补术（Cranioplasty）是神经外科常规手术。但仍需掌握手术适应证和禁忌证，并应选择合适的颅骨修补材料。

一、颅骨的解剖

颅骨分为颅盖骨和颅底骨组成（图 17－1）。成人颅盖骨分三层：由内外骨板和中间的板障层组成（图 17－2）。颅骨各个部位的厚度不一致，成人颅骨平均厚度 5mm。额骨、枕骨较厚不易骨折，颞骨鳞部较薄易发生骨折。老年人颅骨厚度薄且骨质疏松，硬度差。颅骨的内外侧为骨膜。在外侧面，骨膜较易与颅骨分离；在内侧面，骨膜与硬脑膜融合。颅骨与其他颅骨不同，无成骨功能，所以对颅骨缺损无自身修复功能，颅骨缺损需要进行修补。

颅盖骨中的额骨位于颅的前上方，分三部：额鳞、眶部、鼻部。额鳞较薄，易发生凹陷性骨折，而该部位的头皮较薄，是人体美观较重要的部位，如发生骨折，影响美观。眶部构成眶顶和部分眶内外侧壁，因此凹陷性眶顶骨质常引起眶内容物受压，如眼球移位，眼肌活动受限；两侧额窦位于额骨的内外板之间，外侧壁非薄亦较易发生骨折；额眉弓常在额骨骨折时受累，修复时要求解剖复位，否则对美观影响较大。

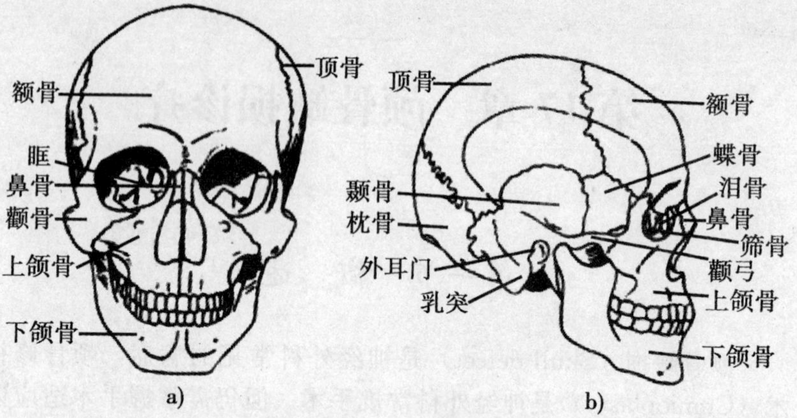

图 17-1　颅骨

a）前面　　b）侧面

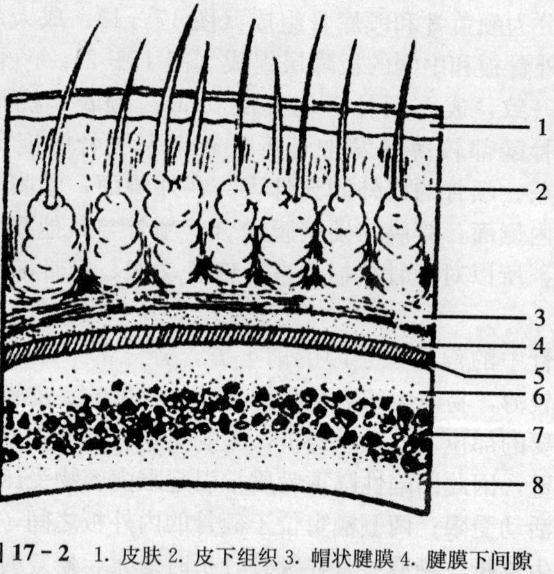

图 17-2　1. 皮肤 2. 皮下组织 3. 帽状腱膜 4. 腱膜下间隙 5. 颅骨外膜 6. 颅骨外板 7. 板障 8. 颅骨内板

二、病因

颅骨缺损大多是由开颅手术为减压需要而去除颅骨所造成的，如重型颅脑损伤标准去大骨瓣减压术；部分是由颅骨疾病手术治疗时需去除病损颅骨造成，如颅骨骨瘤、嗜酸性肉芽肿；亦可由于开放性凹陷性粉碎性颅骨骨折术中颅骨不能修复或防止感染需去除损伤的颅骨，或是合并有颅内压增高不能保留骨瓣；火器性穿透伤而残留颅骨缺损，如临床常见燃放烟花爆竹所致骨折；小儿颅骨骨折不能得到修复可随头颅的生长而裂口增大，形成颅缺损；颅骨粉碎性骨折后，碎骨块吸收后可遗留有颅骨缺损（图 17－3）。

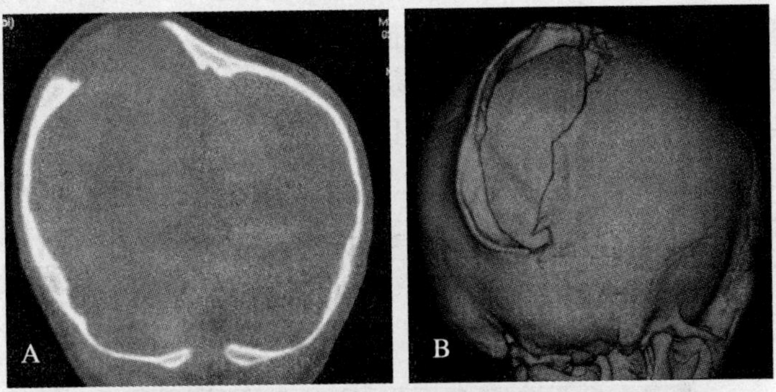

图 17－3　颅骨骨折后吸收所致颅骨缺损：A 颅骨 CT 成像；B 颅骨三维成像

第二节　颅骨缺损的临床表现

一、临床表现

颅骨缺损较小，而脑膜完整者，很少出现症状。颅骨缺损较大的，由于患者颅腔完整性破坏，颅内压不能维持稳定，易受到颅内外环境变化的影响，如体位变动可出现局部膨隆或塌陷；脑组织与局部脑膜之间的粘连，局部血液循环和脑脊液循环的改变等可产生一系列临床症状，病人常有头痛、头晕、缺损局部不适、易激怒，焦躁不安、怕震动、有不安全感、怕吵闹声、注意力不集中、烦躁不安，咳嗽用力或气候变化时出现或加重。较大片颅骨缺损的病人，可影响颅内压生理平衡，早晨塌陷，晚间隆起，站立时塌陷，平卧时膨隆；大气压与颅内压之间的压力梯度使局部脑组织受压，久之则出现脑萎缩表现，另外可出现脑室变形并向骨窗处移位。小儿颅骨缺损可随脑组织发育变大，脑组织沿缺损边缘向外翻。凸出的脑组织发育变大，因而小儿更需要完整的颅骨保证脑的发育。

二、辅助检查

1. 头颅 CT 检查：了解颅腔脑组织情况，如合并有脑积水、皮下积液、硬膜下积液；颅骨缺损的范围。

2. 颅骨三维成像：计算机虚拟成像技术和计算机数控成像技术的发展，为个体化人工颅骨替代材料的出现创造了条件。计算机辅助成形具体方法是行头部 CT 薄层扫描，将成像信息制成光盘，再将数据传输到辅助设计软件中，根据三维重建图像在计算机控制下做出颅骨缺损模型（图 17－4）。再经电脑塑形制成与头型相符的三维钛板。

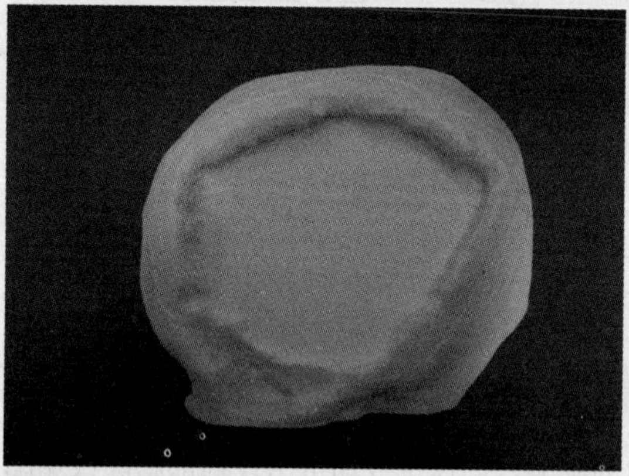

图 17－4　计算机辅助设计颅骨三维成像模型

第三节　颅骨修补术

一、颅骨修补的手术适应证和禁忌证

颅骨修补的目的及意义是为了避免脑的再次损伤，治疗颅骨缺损综合征及整形。颅骨修补术后神经功能的恢复，一方面改善了缺损局部脑组织的血流动力学，从而促进神经功能恢复；另一方面可能与降低缺损部位颅内压有关，颅骨修补本身及大气压对皮层局部的压迫，使缺损局部颅内压降低，因而发生功能改善。

目前公认的手术指征：①颅骨缺损大于 3.0cm 者（位于枕骨鳞部者，一般不需修补）；②缺损部位虽然小于 3cm×3cm，但位于影响美观的部位；③引起头痛等症状难以缓解者；④脑膜-脑瘢痕形成伴发癫痫者（需同时行癫痫灶切除术）；⑤严重精神负担影响工作与生活，有修补要求者。

禁忌证：①初期清创不彻底，局部已感染，颅内有病灶及颅内压增高的病人，暂不易施行颅骨成形术。②部分全身情况差，神经功能障碍较严重（KPS 分级小于 60 分）勿急于修补。③头皮瘢痕广泛致头皮菲薄，修补有引起切口愈合不良或头皮坏死可能。

二、手术时机

手术时机：传统的观念认为，外伤性颅骨缺损 6～12 个月再行颅骨修补术，目前主张早期行颅骨修补术，有利于使颅内压、脑循环稳定促进脑功能恢复。颅骨修补时机应视病人的全身与局部情况及修补材料而定，颅骨缺损应在切口愈合后颅内压正常，减压窗张力不高，病情已稳定后尽早实施颅骨修补重建术。在第一次手术后 6 周以上为宜，但头部创口感染者，必须待伤口完全治愈后 6 个月再行修补手术。

三、颅骨修补材料

颅骨修补材料多种多样，主要有三类，即自体骨移植片、同种异体骨移植和异物移植。其中异物移植的研究最受关注，分别有自凝塑料、硅橡胶片、有机玻璃、高分子材料、不锈钢丝网、钛板及镍钛记忆合金等。目前应用最多且最理想的材料是三维重建塑形钛网（图 17－5）。其具有以下优点：①整形美容：三维重建塑形钛网是根据健侧颅骨的三维数据，将平板钛网塑成大于骨窗缘 0.5～1.0cm，外形与健侧颅骨完全一致达到颅骨生理解剖修复。对称美观，特别是额眶缘、颞底处颅骨缺损。②减少并发症：由于三维重建塑形钛网行颅骨修补术是一种颅骨生理解剖修复，避免局部凹凸不平，产生局部疼痛、麻木感、头发不长，严重者头皮感染坏死；避免造成局部腔隙，产生皮下积液；避免颞肌运动与中颅窝底无法完全修复的钛网缘发生摩擦而产生疼痛；避免局部张力高，修复后发生松动同时避免人工塑形钛网楔形裁剪，破坏钛网的完整性，降低钛网的强度和稳定性因此三维重建塑形钛网具有更强的抗压性和不变形性。③三维重建塑形钛网解剖形态匹配性好，术中塑形操作便捷，明显缩短手术用麻醉时间，降低手术风险。④三维重建塑形钛网是一种颅骨生理解剖重建，为颅骨早期修复提供了更有利的条件。

四、颅骨修补与临床症状

颅骨缺损与癫痫：颅骨缺损不是癫痫发作的病理基础，癫痫的病理基础仍是原发疾病，如术后有无脑膜脑瘢痕、软化灶、囊性变等。其发生与脑组织损伤的部位、程度、类型及有无早期癫痫。有患者术后并发癫痫发作，可能与手术操作的刺激以及缺损区压力、容积、血液循环的变化有关，这些作用可使病变脑组织产生异常放电，引起癫痫发作，尤其是颞叶内侧面的病变癫痫发生率比较高。有研究表明，当颅骨缺损面积≥35cm^{2}时术前颅内压大大低于正常生理值，与术后比较差异有高度显著性，可诱发癫痫；此外，钛网

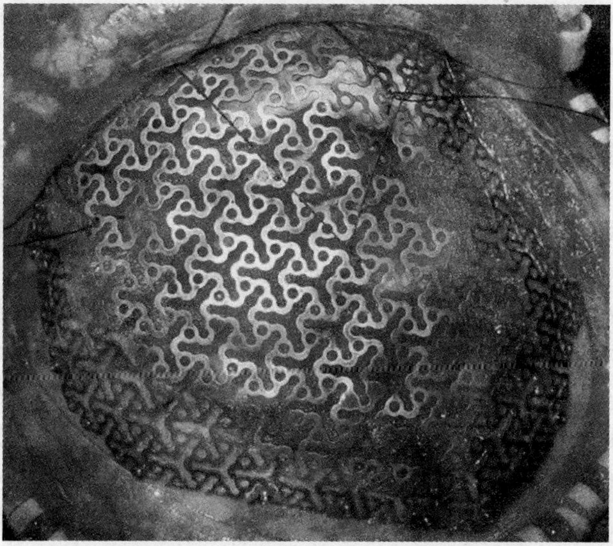

图 17-5　三维钛合金板修补颅骨

塑形不合适，放置后压迫脑组织也可造成术后颅内压的增高，诱发癫痫的发作；手术过程中不损伤脑组织，合理的使用电刀或双极电凝可以避免术后癫痫的发生。颅骨缺损面积、修补手术距前次外伤的时间也与术后癫痫的发生有关。

颅骨缺损与脑外伤后综合征：颅骨缺损范围越大，颅骨缺损综合征的程度越重，颅骨缺损时间越长，造成头痛、头晕、失眠、记忆力下降等神经系统症状也越明显，文献报道对此类患者越早进行颅骨修补，越有利于颅骨缺损综合征的恢复，而对于枕骨鳞部的颅骨缺损，或是缺损范围较小，缺损区有较坚厚的肌肉组织，如有神经症状，要注意此类神经症状与颅骨缺损无关，故行颅骨修补的意义不大。

颅骨缺损与皮下积液：皮下积液是大部分病例手术后可能发生的并发症，是因为皮下渗出液形成的。如积液量少，可自行吸收，如积液量较大，可行穿刺抽液再加压包扎可治愈，穿刺时一定要严格无菌消毒。

五、颅骨修补的手术方法

颅骨缺损的手术步骤：①皮肤准备：术前剃头，用肥皂水洗头，术前用酒精洗头等可减少感染的发生。②一般采用气管插管全身麻醉。③头皮切口尽量采用前一次手术瘢痕线，必要时可沿长切口，但要注意皮瓣的血液供应，翻开皮瓣后要保证骨窗的充分显露。可用利多卡因水于帽状腱膜层注水，可使帽状腱膜层与硬脑膜或脑膜外组织（或是修补的人工脑膜）分开，尽量不要开放蛛网膜下腔，如术中不小心开放了，应立即将其严密缝合，防止术后颅内感染。④尽量剥离肌肉层，将骨距窗缘约 0.5～1.5cm 处组织剥开，缝好悬吊丝线，彻底止血创面，盖好三维塑形钛板，钛钉固定确实。⑤悬吊好硬膜尽量使硬膜及硬膜外残留组织间隙缩小，防止硬膜外、钛板下血肿发生。⑥对于创面较大的修补，皮下应放置外引流，术后 1～2 天拔除，对于创面较小的可不放置外引流，术后如果出现皮下积液，可穿刺 1～2 次可消失。

手术要点及注意事项：

1. 术前应进行常规 CT 扫描，了解有无脑积水、脑软化、异物存留、颅内出血等病变，为进行颅骨修补提供手术指导。

2. 皮瓣的设计一般按原手术皮瓣，但如有存在皮肤条件不好，如皮肤菲薄、瘢痕等因素，不能按原手术切口时，应重新规划设计手术切口，但一定要保证皮瓣的良好供血。对于大的颅骨缺损，分离皮瓣时一定不要用力提拉皮瓣，文献报道有并发脑损伤与脑出血的报道。

3. 剥离皮瓣时，要注意第一手术时脑膜是否完整，如脑膜不完整，剥离时要在脑膜缺损部位留下薄层皮下结缔组织或其他组织，以替代脑膜，避免脑脊液漏至皮下，形成皮下积液。

4. 颅骨修补材料要求塑形满意，因修补材料与骨窗缘有重叠的部分，特别是位于额面部，处理不当易影响美容，钛钉尽量要拧充分，不要露出表面。

5. 如用自体骨瓣修补，则应使骨瓣与骨窗边缘尽量紧密接触，不可在骨缝中有其他组织，如结缔组织或瘢痕组织，以免影响愈合。

6. 骨瓣中央的脑膜组织要悬吊 3～4 针，以减少脑膜组织与修补材料的间隙。防止硬膜外血肿或积液。

颅骨缺损的术后并发症及预防：

1. 感染　患者感染可发生于修补术后任何时间，对于皮下与钛板下积脓的患者，最好是去除钛板，如不去除钛板，抗感染治疗，不易治愈。预防主要是行修补术时要严格无菌消毒，术后对头皮有毛囊炎要早期应用抗生素，洗浴时注意保护颅骨修补钛板区域。

2. 钛板松动　钛板固定时要注意固定确实，尤其是额颞部颅骨缺损，颅骨缺损部钛钉不易固定确实，手术时骨窗缘要暴露充分。

3. 慢性头皮溃疡　发生原因与固定材料松动，塑形不满意，头皮较薄等有关，随着三维钛板的临床应用，此类并发症大大减少。

4. 脑内出血　缺损面积较大，剥离皮瓣时，对脑组织牵拉过度，造成脑内毛细血管或硬膜下血管断裂出血，也可由于缺损区脑组织瘢痕形成，脑组织脆性大，有的为新生毛血管，故容易出血，因此，手术时动作一定要轻柔。

5. 修补材料内陷　修补材料内陷多见于镶嵌法，过去曾使用自体颅骨与有机玻璃，由于骨窗缘不是斜面，修补材料易内陷。因此，修补时要求将有机玻璃边缘锉成与骨窗缘相吻合的形状，使用自体颅骨时，由于自体颅骨埋藏超过 3 个月，边缘吸收变钝，修补时，可使用钛钉，连接片防止修补材料内陷而不要用丝线或钢丝来固定连接。

6. 修补材料的暴露　颅骨补片主要见于金属材料进行颅骨修补的术后并发症，随着颅骨三维钛板的临床应用，材料显露的并发症已很少见。已破出头皮者应尽快处理，无论有无继发感染，先取出颅骨补片，缝合伤口，择期再行颅骨修补术。

7. 癫痫　由于可能皮瓣参与了所覆盖区域的脑组织供血，颅骨修补手术皮瓣剥离的同时可能也减少了该部位的脑组织血供，特别是颞叶及其周围组织部位的修补，癫痫发生率较高。

六、颅骨缺损的自愈

颅脑外伤手术去骨瓣术后在骨膜下形成一个创面 由于渗血形成新的薄层积血，血液凝固，含有网状纤维素的凝血块。经过较短时间以后，毛细血管和纤维细胞向血块内生长，形成肉芽组织，血肿经过机化，软骨细胞经过增生、骨化而成骨。另一方面，术后骨膜开始增生肥厚，骨外膜的内层细胞增生，在骨膜的骨化点处间质细胞分化成骨细胞并向四周放射状增生，经过钙盐沉积进行造骨形成骨质，先在骨缺损区见有不同程度的新骨形成，大多数呈岛状、半岛状、表面可见凹凸不平、薄厚不一，后逐渐融合加厚形成颅骨而自愈。颅骨缺损自愈与年龄有关，年龄越小，颅骨缺损自愈的可能性越大。文献报道有时小儿颅脑外伤手术需行去骨瓣减压造成颅骨缺损，小儿颅骨缺损自愈常可见到，较大的外伤性颅骨缺损也可能自愈。年龄越小成骨的能力越强，骨缺损自愈的机会也就越大，自行修复的速度也相应地较快。颅骨缺损自愈时间与年龄、骨缺损大小也有关系，年龄越小，骨缺损越小，愈合时间越短，相反，年龄越大，骨缺损越大，愈合时间越长。另外，颅骨缺损自愈与手术方法也密切相关，颅骨骨膜的存留程度与颅骨自愈能力相关。具体做法是：①在手术操作中注意保护骨膜完整。②尽量减少颅骨切除范围，不可盲目的滥用大骨瓣减压术式，减少颅骨缺损范围。这也有利于缺损自愈。③修补硬膜不要切取骨窗区的骨膜。④缝合切口时骨膜原位缝合，特别是颅骨缺损区要保留完整的骨膜。颅骨缺损自愈也与骨窗部位软组织瓣张力和颅内压的稳定性有关，骨窗部软组织位置不随呼吸，血管搏动而活动的颅骨缺损自愈的可能性较大。

（于如同　傅　震　高文昌）

第 18 章　颅内感染诊疗

尽管不断有新的、更有效的抗生素对颅内感染提供治疗，但目前由于器官移植和艾滋病病人的增多，癌症病人的生存时间越来越长，中枢神经系统感染的发病呈上升趋势。同时颅脑创伤、神经外科手术，也增加了感染的风险。本章侧重丁神经外科医生面对的颅内感染，主要包括脑脓肿、化脓性脑膜炎、颅内硬脑膜下脓肿和硬膜外脓肿的诊疗。

第一节　脑脓肿

一、概述

脑脓肿是由于化脓性感染侵入颅内，在脑实质内形成的化脓性疾病，多因细菌感染造成，但丝状真菌、原虫、寄生虫等也可以引起脑脓肿。随着抗生素的不断更新和广泛应用，影像技术的迅速发展，脑脓肿诊断和治疗水平显著提高。根据美国的统计从 20 世纪 30 年代到 80 年代末，脑脓肿发病率呈大幅度下降趋势，但近年这一发病率可能随着艾滋病及器官移植的，长期使用激素，糖尿病等日益增多有所上升。

二、病原学

脑脓肿的病原体为各种化脓性细菌，包括需氧菌和厌氧菌。近年发现厌氧菌感染的比例逐渐增高，包括单链球菌和一些杆菌，通常为耳源性或牙源性。需氧菌通常是链球菌、革兰阴性杆菌和葡萄球菌，金黄色葡萄球菌是外伤后最常见的病原体。来源于鼻窦的细菌多为需氧的链球菌和厌氧菌，以及流感嗜血杆菌。真菌性脑脓肿的病人多来源于免疫功能低下的肺部真菌感染，常常为曲霉菌感染。艾滋病病人常见的脑脓肿多由鼠弓形体感染引起。新生儿和婴儿脑膜炎后引发的脑脓肿，常见的病原体为革兰阴性细菌，如大肠杆菌、变形杆菌和柠檬酸杆菌。大多数脑脓肿是单一的病原体，30%～60%的脑脓肿为多种病原体感染。

三、流行病学

我国缺乏相关的统计学资料，有资料显示 20 世纪 30 年代美国脑脓肿发病率为每年 2.7/100 000，到 20 世纪 80 年代末降至每年 0.9/100 000，男性较女性多见，男女比例 2∶1～3∶1。成年男子 30 岁以内发病率相对较高，儿童发病高峰期是 4～7 岁。先天性心脏病的儿童更容易患脑脓肿，脑脓肿伴有先天性心脏病者占所有脑脓肿病例的 4%～13.6%，天津医科大学总医院神经外科 1952～1972 年收治 400 例脑脓肿中 4%同时伴有先天性心脏病。在先天性心脏病特别是青紫型者脑脓肿的发生率为 3.8%～10.4%，比非青紫型心脏病患者明显高。

四、发病机制和病理生理

根据细菌来源，最常见的是邻近组织的化脓性感染直接侵入颅内，形成脓肿。约 2/3 的病人来自于邻近的感染包括鼻旁窦、中耳或乳突的感染。25%的病人来源于血行感染，包括骨髓炎、牙周脓肿、肺化脓症、急性憩室炎和亚急性细菌性心内膜炎等。9%的病人是由于脑部外伤病原体直接接触脑组织而产生。10%～37%的病人，脑脓肿的原发感染灶并不清楚，称为隐源性脑脓肿。由临近组织感染直接扩散导致的脑脓肿，通常是单一的细菌，而由血行播散导致的脑脓肿多为多发的。额底脓肿多由鼻窦炎症导致，炎症经板障逆行进入颅内。中耳和乳突的感染容易引起颞叶和小脑脓肿，可通过直接扩散，或通过静脉。根据脓肿形成发展演变的病理过程将脑脓肿发生分为 3 个期。①急性脑炎期　细菌接种区出现明显的炎性渗出，包括多形核白细胞、淋巴细胞及浆细胞。随之病灶中心出现坏死，病灶周围血管外膜炎性反应，周围渗出更为明显。②化脓期　脑炎软化灶坏死、液化，融合形成脓肿，并逐渐增大。如融合的小脓腔有间隔，则成为多房性脑脓肿，周围脑组织水肿。③包膜形成期　一般经2周，脓肿外围的肉芽组织由纤维组织及神经胶质细胞的增生而初步形成脓肿包膜，3～4周或更久脓肿包膜完全形成。

五、临床表现

取决于脓肿的部位、大小、数量，以及病原菌的毒力大小、宿主的免疫功能等，通常有三大临床表现。

（一）全身表现

多数病人有近期原发病灶感染史，随之出现脑部局灶症状及全身症状。病人可有畏寒、发热、头痛、乏力，肌肉酸疼，精神不振、嗜睡、谵妄或昏迷，查体脑膜刺激征。周围血象白细胞增多，中性粒细胞比例增高，血沉加快等。此时神经系统并无定位体征。一般持续1～2周，上述症状逐渐消退。隐源性脑脓肿可无这些症状。

（二）颅内压增高症状与体征

颅内压增高在急性脑膜炎期即可出现，大多数病人于脓肿形成后表现更加明显。常表现为头痛，且呈持续性，阵发性加重，剧烈时伴呕吐。严重时病人有视乳头水肿，可有视网膜出血及渗出。部分高颅压患者可有展神经麻痹。严重患者常有脉搏缓慢、血压升高，以及不同程度的意识障碍，包括表情淡漠、烦躁甚至昏迷。

（三）局灶性症状及体征

神经系统局灶症状因脓肿所在部位不同而不同。额叶脓肿常有表情淡漠、记忆力减退、个性改变等精神症状，亦可伴有对侧肢体局灶性癫痫或全身大发作，偏瘫和运动性失语（优势半球）。颞叶脓肿可出现感觉性失语或命名性困难（优势半球），或对侧视野缺损，也可无任何定位征。顶叶脓肿以感觉障碍为主，如浅感觉减退，皮层感觉丧失，空间定向障碍，优势半球受损可出现失读、失写等。小脑脓肿可出现粗大的眼球震颤，肢体共济失调等。

（四）辅助检查

1. 实验室检查

（1）外周血白细胞　急性期白细胞增高，中性粒细胞增高。脓肿形成后，血象多正常或轻度增高，血沉大多增快。

（2）脑脊液检查　在脑膜脑炎期，脑脊液中白细胞增多，以中性粒细胞为主，蛋白量也相应增高，糖降低。脓肿形成后，颅内压显著增高，脑脊液中的白细胞可正常或略增高（多在 $50 \sim 100 \times 10^6$ 个/L 左右），糖正常或略低。腰椎穿刺会诱发脑疝，因此当临床上怀疑到脑脓肿时，腰椎穿刺要慎重。

2. 影像学检查

（1）头颅X线平片　可发现颅骨骨髓炎、乳突炎症特别是有胆脂瘤存在，鼻旁窦炎症或颅内金属异物等。

（2）脑CT　典型表现为球形或椭圆形低密度灶，静脉注射增强剂后，脓肿周边呈均匀环状高密度增强，脓肿中央为低密度。

（3）脑磁共振成像（MRI）在诊断脑脓肿上比CT更敏感、更精确，在显示早期脑坏死和水肿比CT敏感，区分脓液与水肿能力比CT强。

（4）磁共振波谱分析　鉴别脑肿瘤、囊性肿瘤与脑脓肿坏死效果好，脑脓肿与脑肿瘤的波谱不同，它无胆碱、乳酸和脂质波，而显示炎症的波谱，如乙酸盐、丁二盐酸和不同的氨基酸。

3. 放射性核素检查

铟标记白细胞对鉴别脑脓肿与脑瘤有很大帮助，标记的具有放射性的白细胞能迁移并聚集于炎症灶，放射性积聚程度与炎症程度有关，脑脓肿比脑瘤有更明显的炎症反应，该检查敏感性和准确性达96%～100%。

六、诊断与鉴别诊断

【诊断】

1. 有原发化脓感染病灶的存在。

2. 有全身感染症状。

3. 有颅高压症状。

4. 有局灶性神经功能缺损。

5. 头颅 CT 或 MRI 显示病变。

【鉴别诊断】

1. 脑肿瘤　隐源性脑脓肿、炎症感染灶不明显，而临床表现为颅内压增高、神经系统定位体征，易与脑肿瘤混淆。有时 CT、MRI 和胶质瘤也不容易鉴别，可进一步 SPECT 扫描或放射性核素标记白细胞。

2. 化脓性脑膜炎：有高热、脉快，脑膜刺激征明显，但无局灶性神经定位，脑脊液白细胞和蛋白质增高明显，CT、MRI 扫描无占位性病变。

3. 硬膜外或硬膜下脓肿：常与脑脓肿合并存在。CT、MRI 可鉴别。

4. 化脓性迷路炎：由化脓性中耳炎所致，症状类似小脑脓肿，但头痛较轻，呕吐、眩晕严重，眼震多见，可有共济失调，无脑膜刺激征，无视乳头水肿，CT、MRI 扫描无占位性病变。

5. 血栓性窦感染：常继发于中耳炎或乳突炎，出现发热、眩晕、颅压增高表现，并视乳头水肿，与小脑脓肿相似，但患者有乳突区肿胀，CT、MRI 扫描无占位性病变。

七、治疗

(一) 抗生素治疗

是脑脓肿治疗的重要组成部分。脓肿内的酸性环境可以使一些抗生素无效，药物必须有良好的中枢神经系统渗透性，包括氯霉素、甲氧苄啶-磺胺甲基异恶唑，一些第三代头孢菌素和甲硝唑。抗炎失败的主要原因是药物选择不适当或剂量不足。抗生素的选择应针对致病菌，因此需要做脓液培养，根据培养选择抗生素。常用的经验性抗生素治疗包括青霉素、甲硝唑或克林霉素，以及第三代头孢菌素。如果致病微生物不明，可能需要选择多种抗生素。一旦药物治疗启动，应该持续 6～8 周，定期行 CT 扫描。从 CT 扫描看，脓肿彻底消失可能需要 3～4 个月，对比增强可以持续到 9 个月。病灶消失后病人至少应该被随访 1 年，以监测复发性脑脓肿的出现。

（二）非手术治疗

随着越来越多的更有效抗生素的使用，脑脓肿的非手术治疗已被提倡，并在一些病人中获得成功。治疗脑脓肿单纯选择药物治疗的因素，包括脓肿为多发的、位于脑深部或重要部位者；手术危险性较高者；同时并发脑膜炎或脑室炎者，一般脓肿直径不应超过 2.5cm。

（三）激素的应用

皮质类固醇只在非常情况下应用，如脓肿有明显的占位效应，导致了局限性神经功能缺损时的出现。

（四）手术治疗

具有诊断和治疗双重价值。

1. 脓肿穿刺抽吸术，是治疗脑脓肿的主要手术方法，手术安全简单、不需要复杂设备，对病情严重、年老体弱者更适用。可在 CT 或磁共振成像的引导下，脑深部或重要部位的单个或多个脓肿都能够安全进入。缺点是 70%以上的病人需要重复穿刺，存在向脑室破裂或脓液向蛛网膜下腔泄漏的危险，导致脑膜炎或脑室感染。

2. 脓肿切除术　脓肿一旦形成包膜是术后切除的最好时机，通常位于小脑的脓肿，多腔的脓肿，以及创伤性脑脓肿有异物残留者，还有真菌性脑脓肿，抗真菌药物难以透过血脑屏障者，更适于切除术。脓肿切除术并不适用于深部病变，感染尚在脑炎阶段，以及多个病灶者。

八、预防

根除原发感染灶有助于预防本病，如彻底根治鼻旁窦炎、乳突炎，脑外伤伤口应彻底清创，及时治疗先心病等。

第二节　化脓性脑膜炎

一、概述

化脓性脑膜炎是由化脓性细菌感染所致的脑脊膜炎症，在颅脑创伤后、神经外科术后包括脑脊液分流装置、脑室外引流装置、脑压监测器等植入的时候，均存在感染的风险，从而导致化脓性脑膜炎。

二、流行病学

颅脑损伤后细菌性脑膜炎是常见的中枢神经系统感染，美国有资料显示其发生率在0～22%不等，其中肺炎链球菌脑膜炎发生率最高，达56%～80%。外伤后脑脊液耳漏或鼻漏病人脑膜炎发生率在7%～50%。颅底骨折的病人脑膜炎发生率9%～18%。由于广泛使用了预防性抗生素，开颅手术后脑膜炎不常见，一般在1%～6%。

三、病原体

神经外科术后脑膜炎最常见的病原体是金黄色葡萄球菌、大肠杆菌、肺炎克雷白菌、绿脓杆菌也常见，特别是见于脑室外引流的病人。脑脊液腹腔分流的病人脑膜炎常见的病原体是表皮葡萄球菌或丙酸杆菌。对于头部的贯通伤，常见的病原体为金黄色葡萄球菌、厌氧菌和革兰阴性杆菌，颅底骨折伴脑脊液鼻漏的病人，鼻咽部的微生物容易进入中枢神经系统。

四、发病机制和病理生理

心、肺以及其他脏器的感染可以通过血源性途径达到中枢神经系统，引发脑膜炎；细菌也可以通过乳突炎、中耳炎和鼻窦炎扩散至中枢神经系统；也还可以通过颅骨骨髓炎、皮肤窦道、眼眶蜂窝组织炎、头部外伤、腰椎穿刺、脑室引流、脑脊液分流装置，直接导致中枢神经系统感染。如果脑膜炎发生于神经外科手术后的 1 周内，很可能是手术期间的直接感染，而晚期的感染通常是微生物血行播散，由坏死的组织或植入异物的感染导致。脑脊液分流术后脑膜炎通常会发生在术后 2 个月内。基本病理改变是软脑膜炎、脑膜血管充血和炎性细胞浸润。脑脊膜血管扩张充血，蛛网膜下腔充满灰黄色脓性渗出物，由于炎性渗出物的阻塞，使脑脊液循环发生障碍，可引起不同程度的脑室扩张；脑膜有炎性细胞浸润，早期以中性粒细胞为主，后期以淋巴细胞、浆细胞为主，成纤维细胞增多；蛛网膜下腔出现大量多形核细胞及纤维蛋白渗出，渗出物局部被包裹；室管膜和脉络膜有炎性细胞浸润，严重者静脉血栓形成；严重者脑实质有局灶性脓肿存在。

五、临床表现

（一）全身感染症状　包括发热、寒战等。

（二）脑膜刺激征　颈部僵硬、克氏征阳性，布氏征阳性。

（三）颅内压增高　头痛、恶心、呕吐、意识模糊、精神状态的变化、嗜睡，甚至是昏迷。

（四）局限性的神经功能缺损并不常见，除非病人出现血栓性静脉炎导致血管闭塞或血栓形成。

（五）10%的病人出现颅神经的损害，多见于动眼、滑车、展、面和前庭蜗神经。神经外科术后的病人如果出现抽搐、发烧、意识障碍、提示脑膜炎的存在。头部外伤的病人，有时由于头部创伤、神经系统体征的影响，临床中很难诊断脑膜炎。

（六）辅助检查

1. 实验室检查

1）外周血白细胞　计数增加，通常（10～30）$\times 10^9$/L，以中性粒细胞为主。

2）脑脊液　压力升高，通常在 200～500 mm H_2O，外观浑浊或呈脓性，白细胞计数（1000～10000）$\times 10^6$/L，蛋白升高；糖含量下降，通常低于 2.2 mmol/L。60％～90％的病人通过革兰染色能够确定病原体。在没有接受抗生素治疗之前，70％～85％的细菌性脑膜炎病人脑脊液培养阳性。如果需要鉴别病毒性脑膜炎和细菌性脑膜炎，脑脊液乳酸浓度大于 4.2mmol/L 考虑细菌感染，可以作为阳性的鉴别点，敏感度达 96％，特异性达 100％。对于神经外科手术后怀疑脑膜炎的病人，如果乳酸浓度大于 4.0mmol/L，可以启动经验性抗菌治疗，并等待更多的实验结果返回。

2. 影像学检查　CT 扫描和核磁共振成像扫描在脑膜炎的病人通常表现为正常，有时增强扫描在蛛网膜下腔可以发现不规则强化。后期可显示脑膜强化、脑水肿等。

六、诊断与鉴别诊断

【诊断】

1. 急性起病的发热、寒战、头痛、呕吐，查体有脑膜刺激征，脑脊液压力升高，外周血白细胞、中性粒细胞升高。确诊需要病原学依据，包括涂片、血培养阳性等。

2. 对于有局灶性神经系统体征和痫性发作疑似脑膜炎病人，CT 是一个很重要诊断手段。这项检查应当在腰椎穿刺之前进行，以排除颅内占位性疾病的可能，以防腰穿取样导致脑疝的发生。

【鉴别诊断】

1. 病毒性脑膜炎　脑脊液白细胞计数通常低于 1000×10^{6}/L，糖及氯化物一般正常或稍低，细菌涂片或细菌培养结果阴性。

2. 脑脓肿　一般有明显的局灶体征，CT 或 MRI 有占位病变。

3. 硬膜下或硬膜外脓肿　常与脑脓肿合并存在。CT 发现脑表面有半月形低密度影。

七、治疗

（一）抗生素治疗

选择抗生素时，应根据病原微生物对药物的敏感性，治疗效果欠佳的病人，在抗炎之前应该从脑脊液标本中获得较多的病原菌抗原或更大量的病原微生物。不同脑膜炎的治疗疗程长短不同，主要依据致病病原体而定。

（二）激素的应用

皮质类固醇的作用仍存在争议。现有证据显示，患流感嗜血杆菌B型脑膜炎的婴儿与儿童，或成人肺炎球菌脑膜炎病人，抗生素使用前10至20分钟，给予地塞米松0.15mg/kg每6小时1次，2～4天，能够降低脑水肿，降低感觉神经性耳聋的发病率，降低死亡率，以及肿瘤坏死因子和白细胞介素-1的产生。

表18-1　化脓性脑膜炎经验性抗炎治疗建议

不同因素	常见细菌病原体	抗炎治疗
颅底骨折	肺炎链球菌、流感嗜血杆菌、甲型溶血链球菌	万古霉素＋三代头孢菌素*
颅脑穿通伤	金黄色葡萄球菌、凝固酶阴性的葡萄球菌（特别是表皮葡萄球菌）、需氧的革兰阴性杆菌（包括铜绿假单胞菌）	万古霉素＋头孢吡肟或头孢他啶或美罗培南
神经外科术后	需氧的革兰阴性杆菌包括（铜绿假单胞菌）、金黄色葡萄球菌、凝固酶阴性的葡萄球菌（特别是表皮葡萄球菌）	万古霉素＋头孢吡肟、头孢他啶或美罗培南
脑脊液分流	凝固酶阴性的葡萄球菌（特别是表皮葡萄球菌）、金黄色葡萄球菌、需氧的革兰阴性杆菌包括（铜绿假单胞菌）	万古霉素＋头孢吡肟或头孢他啶或美罗培南△

*头孢三嗪或头孢噻肟

＋在婴儿或儿童，万古霉素单独使用是合理的，除非革兰染色提示革兰阴性杆菌的存在

（三）并发症的治疗

在痫性发作时，应该给予抗痫治疗。还包括脓毒血症、休克、弥漫性血管内凝血、颅内压增高的治疗。在休克出现时，通过中心静脉压、肺动脉楔压测定指导治疗。颅内压增高可给利尿剂、渗透性药物和皮质类固醇治疗。

八、预防

脑外伤伤口应彻底清创，对创伤后脑脊液漏的病人，应紧密随访，不能愈合者应及早修补，外科置入的相关装置应及时更换或拔除，可降低本病的发生率。

第三节　硬脑膜下脓肿

一、概述

颅内硬脑膜下脓肿又称颅内硬脑膜下积脓，是指在硬脑膜与蛛网膜之间的脓液积聚。耳源性及鼻旁窦感染、置入分流装置、颅脑创伤与神经外科手术都是硬脑膜下脓肿的危险因素。5 岁以下的儿童，硬脑膜下脓肿通常是由细菌性脑膜炎所致。

二、流行病学

发病率较低，占颅内化脓性病变的 12%～25%，1889 年开始由 Ceci 与 Onetli 报道，1900 年已认识到与中耳炎有关，1940 年发现与额窦炎有关。因鼻窦炎引起的硬脑膜下脓肿占所有病例的 54%，耳源性感染引起的占 16%，颅脑外伤引起的占 4%～6%，神经外科手术引起的占 4%。2/3 的病人年龄 10～40 岁，男性发病率是女性的 2～3 倍。由于近年来原发性感染灶的早期治疗，这一疾病的发病率在逐年下降。

三、病原体

病原体的种类与感染来源有关。继发于鼻窦炎的病人常为链球菌和葡萄球菌。链球菌包括需氧菌和厌氧菌，50%以上与鼻窦相关的感染是厌氧菌，耳源性者葡萄球菌常见。神经外科术后，革兰阴性杆菌和葡萄球菌常见。婴儿常见病原体为肺炎链球菌、流感嗜血杆菌和大肠杆菌。

四、发病机制和病理生理

硬脑膜下腔是介于硬脑膜和蛛网膜之间的潜在间隙，感染可由临近感染灶直接扩散侵入硬脑膜下腔，或由化脓性静脉窦炎逆行性感染，或由血行性播散、或由化脓性软脑膜炎所致等。硬脑膜下脓肿的位置与原发性感染灶有关，鼻窦炎引起的常在额叶，因中耳炎和乳突炎引起者常在颞叶和顶叶，主要在幕上。据报道90%的致死性硬脑膜下脓肿的病人，有皮质静脉血栓导致的脑梗死。

五、临床表现

（一）主要临床表现有三个方面　即颅内压增高、脑膜刺激征及局限性脑皮质受累引起的症状与体征。病人可出现发烧、头痛、恶心、呕吐、抽搐、脑膜刺激征、意识状态改变，以及局限性神经功能缺损，最常见的为对侧偏瘫。在婴幼儿，易激惹、喂哺困难、呕吐、前囟门隆起、嗜睡、昏迷、抽搐，为常见临床症状和体征。一旦出现局灶性神经功能缺损，神经系统症状和体征可以迅速出现恶化。硬脑膜下脓肿的临床表现一般持续1～8周，平均病程2周。幕下脓肿能够导致脑积水，需要强有力治疗。幕下脓肿死亡率较高可达20%。

（二）辅助检查

1. 实验室检查

1）外周血白细胞　白细胞计数可增高，血培养可以是阳性。

2）脑脊液　通常脑脊液压力增高、白细胞增高，蛋白质水平升高，如果存在脑膜炎期，脑脊液培养会出现阳性结果。硬脑膜下脓肿的病人应尽量避免腰椎穿刺，以防止形成小脑扁桃体下疝。

2. 影像学检查

1）颅骨平片多为正常，有时发现鼻窦炎，乳突炎或骨髓炎，有助于诊断。

2）CT 扫描　CT 增强扫描显示为弥漫性、低密度病灶，周围强化。但如果毗邻大脑镰或感染的早期阶段，可能增强并不明显。

3）MRI 成像　硬膜下积脓将显示 T1 加权像低信号，T2 加权像高信号。磁共振成像与 CT 扫描比较更有优势。

六、诊断与鉴别诊断

【诊断】

鼻窦炎或中耳炎患者出现局部肿胀、发热及神经系统局限体征应考虑本病的可能，并结合外周血和影像检查等。

【鉴别诊断】

1. 脑脓肿　鼻源性或耳源性脑脓肿也有颅内压增高症状与体征，但 CT 和 MRI 可以明确诊断。

2. 硬脑膜下积液　外伤性硬脑膜下积液从影像学上与硬脑膜下脓肿相似，但前者无发热和原发性感染病灶。MRI 显示积液与脑脊液信号一致相似，而脓肿在 T1WI 和 T2WI 显示不同的信号。

3. 化脓性脑膜炎　可出现发热，但脑膜刺激征更加明显，腰穿白细胞较高、蛋白高，糖低更加明显，结合 CT 和 MRI 可以明确诊断。

七、治疗

（一）手术前后应行抗生素治疗

一旦致病微生物被明确，抗生素治疗应持续至少 3 个星期，有些建议治疗 4～6 周。一些对药物反应迅速见效的病人，单独药物治疗也能取得较好的效果。其他更多的药物治疗包括抗癫痫药物，高颅压病人可应用皮质类固醇或渗透性药物降低颅内压。

（二）手术治疗

1. 开颅脓肿清除　一项对 699 例病例的临床资料显示，开颅脓肿清除是首选的方法，与钻颅抽脓比较，可以改善临床预后和降低再手术率和死亡率。

2. 钻颅抽脓　简单安全，如脓肿间有间隔，可根据影像学定位行多处钻颅抽脓并引流，术中可用稀释的抗生素冲洗脓腔，儿童由于脑膜炎导致的硬脑膜下脓肿，需要钻孔抽吸，并抗生素的灌洗，可能需要重复多次，但仍可能不彻底，甚至 20%以上的病人需要开颅。在婴儿，可行前囟脓液抽吸。与开颅手术的病人比较，钻颅引流有较高的死亡率。

3. 联合手术治疗　即开颅脓肿清除与钻颅抽脓联合应用，能彻底清除脓肿，降低死亡率。一项报道联合治疗 87 例，病死率 13%。

八、预防

积极根治原发病灶，如副鼻窦炎、中耳炎、颅骨骨髓炎等，可降低本病的发生率。

第四节　硬脑膜外脓肿

一、概述

硬脑膜外脓肿是指位于颅骨内板与硬脑膜之间的化脓性感染，常由邻近感染源如中耳炎、乳突炎、颅骨 炎直接破坏颅骨内板侵入所致，也可由头面部感染、副鼻窦炎通过导静脉逆行侵入所致，外伤性颅骨骨折、神经外科手术，也是脑硬膜外脓肿发生的常见原因。

二、流行病学

据报道大约2%颅内的局限性感染是硬脑膜外脓肿，这种感染少于硬脑膜下脓肿或脑脓肿，通常见于12～16岁的儿童。近年文献报道20%的硬脑膜下脓肿与硬脑膜外脓肿共存。

三、病原学

从鼻窦和乳突来源的感染，致病菌多为链球菌、厌氧菌，外伤后硬脑膜外脓肿常见致病菌为溶血性流感杆菌、金黄色葡萄球菌、链球菌和革兰阴性菌，其他尚有一些少见的细菌及丝状真菌等。

四、发病机制和病理生理

硬脑膜外脓肿在颅内脓肿中较少见，这一部位位于颅骨内板和硬脑膜之间，受骨缝的影响限制向外周扩散，因此病灶呈局限性，但占位效应更明显。颅骨骨髓炎、鼻窦炎病原体可直接扩散至这一部位，外科手术和颅脑创伤也可直接污染，血源性或经引流静脉相对少见。

五、临床表现

（一）硬膜外脓肿常见的临床表现包括发烧、颈部僵硬、眶周肿胀，恶心、呕吐，头痛、嗜睡等颅内压增高表现。如果感染扩展到硬脑膜下，会出现迅速的神经系统体征恶化，可出现癫痫、意识模糊、偏瘫等。症状和体征可持续几周或几个月。

（二）辅助检查

1. 实验室检查

（1）外周血白细胞　计数正常或轻度增高，血沉增快。

（2）脑脊液检查：颅内压增高，脑脊液中白细胞、蛋白、糖多正常。腰穿在颅高压的患者可诱发脑疝，应慎重，且对诊断帮助不大。

2. 影像学检查

（1）颅骨平片多为正常，可发现鼻窦炎，乳突炎或骨髓炎，有助于诊断。

（2）脑 CT　平扫可显示在硬脑膜外有一半月形低密度区，增强后显示脓肿壁有强化，由于硬脑膜能被增强，故可显示脓肿位于硬脑膜外。

（3）脑 MR　成像较 CT 更有优势，它可以从三维显示很小的感染灶，能够早期发现感染证据。可显示脓肿位于硬脑膜外，有占位效应，如脑室受压、变形、中线结构移位。

六、诊断与鉴别诊断

【诊断】

1. 有颅骨骨髓炎、鼻窦炎、中耳炎、乳突炎、开颅手术感染或开放性颅脑损伤病史。

2. 有全身感染症状。

3. 有或无脑膜刺激征，神经系统症状和局限体征。

4. 头颅 CT 或 MRI 显示病变。

【鉴别诊断】

1. 硬脑膜下脓肿　常较困难，一般硬脑膜下脓肿发病较急，病情较重，可通过 MRI 强化鉴别脓肿位于硬脑膜外或硬脑膜下。

2. 单纯颅骨骨髓炎　有伤口化脓性感染、发热等症状，但无颅内压增高和神经系统症状与体征。

七、治疗

（一）外科手术给予引流，并根据培养选用有效抗生素治疗，这是一种有效的治疗方法。对于一些病人，有必要同时引流感染的鼻旁窦。在明确病原体之前，可以给予第三代头孢霉素，如果有颅骨缺损存在应该加用抗葡萄球菌的药物，抗生素治疗需要维持 6 周。有时，单一抗生素治疗足以治愈较轻的感染。

（二）钻孔引流硬膜外脓液通常是不够的，需要颅骨切除去骨瓣引流，同时清创，抗生素灌洗，才能根治炎症。如果有必要更换骨瓣治疗，应该在感染控制后至少 3 个月再进行移植。

八、预防

根除原发感染灶有助于预防本病，如彻底根治副鼻窦炎、乳突炎、脑外伤伤口应彻底清创，去除异物，切除有骨髓炎的死骨等。

（张赛　杨树源　李平）

第 19 章　创伤性脑血管病诊疗

颅脑创伤时发生脑血管的损伤并不少见，但是由于脑创伤本身造成的患者神经功能缺失甚至昏迷与脑血管损伤造成的症状体征相互重叠，临床上很难早期诊断。往往因为与原发脑创伤表现不一致时才引起重视而得以诊断，例如闭合性颅脑外伤时颈内动脉损伤常不易发现，有神经功能障碍出现且与脑创伤表现不符时才被进一步检查和诊断，造成救治的不及时，所以早期诊断创伤性脑血管病显得尤为重要。近年来，对脑血管创伤的重视程度的提高增加了 CT 血管造影和 DSA 检查的比例，提高了创伤性脑血管的检出率。但是对于例如脑外伤后仅出现轻微的颅内杂音，临床医生是否会意识到因为合并有中颅底骨折使得脑膜中动脉损伤机会增加，并据此进行脑血管造影检查，特别是进行颈外动脉的造影检查从而确诊发生率较低的脑膜中动脉-脑膜中静脉瘘，并给予及时治疗呢（图 19-1)？从这一点来讲除了全面掌握颅脑创伤的知识外，在观念上对脑血管创伤的重视可能更为关键。

常见的创伤性脑血管病有创伤性颈内动脉海绵窦瘘（traumatic carotid cavernous sinus fistula，TCCF）、创伤性动脉夹层 (dissection)、创伤性假性动脉瘤（pseudoaneurysm)、创伤性硬脑膜动静脉瘘（dural arteriovenous fistula，DAVF）和创伤性动静脉瘘（arteriovenous fistula，AVF）等。

一、创伤性颈内动脉海绵窦瘘

75%的 CCF 是由于外伤引起，在颅脑损伤中 TCCF 的发生率约为 2.5%，多因颅底骨折可撕破颈内动脉及其分支所致。火器伤可以直接损伤动脉造成 CCF，医源性的也有报道。临床表现主要取决于瘘口大小和静脉引流方式，可以从轻微的症状到严重的眼部

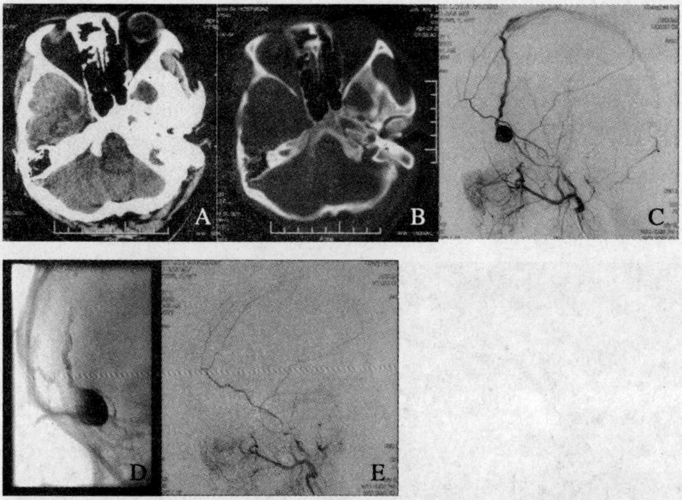

图 19-1 A. 女性，44 岁，车祸致颅脑外伤，右侧中颅凹底硬膜外血肿；B. 骨窗位显示颞骨骨折；C. 一月后出现轻微的颅内杂音，造影显示脑膜中动脉向脑膜中静脉引流入上矢状窦的创伤性 DAVF，合并假性动脉瘤；D. ONYX-18 胶经脑膜中动脉栓塞到瘘口静脉端；E. 术后显示 DAVF 消除

和颅内症状，可以是单侧瘘引起双侧症状。通常在脑外伤后常有一无症状的间歇期而后发病，也可以在伤后即刻出现以颅内杂音、搏动性突眼（包括球结膜充血水肿、视力减退、眼球活动障碍等）为特征的表现，部分可以出现神经功能缺损、颅内出血和致命性鼻出血等，也可以因为“全偷流”而造成颅内缺血性损害。有效的瘘口闭塞可以迅速消除症状体征。目前，介入栓塞瘘口是首选治疗方法，大多采用可脱卸球囊闭塞瘘口。然而球囊栓塞系统仍然存在问题，例如在没有足够的侧枝代偿时栓塞瘘口但必须保持颈内动脉通畅、瘘口太小造成球囊无法进入海绵窦、或者即使多个球囊仍然无法完全闭塞瘘口等，所以可以从动脉或静脉入路应用弹簧圈栓塞瘘口；但是解剖上海绵窦存在分隔，采用弹簧圈治疗也面临因为不能完全闭塞动静脉异常通道造成临床疗效的不确定甚至加重；从而亦

有采用弹簧圈结合液态栓塞剂（NBCA、ONYX）的方法来解决这一问题；另外，由于覆膜支架相对容易到达颈内动脉海绵窦段，可以同时起到栓塞瘘口和重建血管的理想效果而得到应用，但是PTFE膜的致栓问题可有高达15%的覆膜支架治疗后颈内动脉闭塞，这一问题尚待解决（图19-2）。

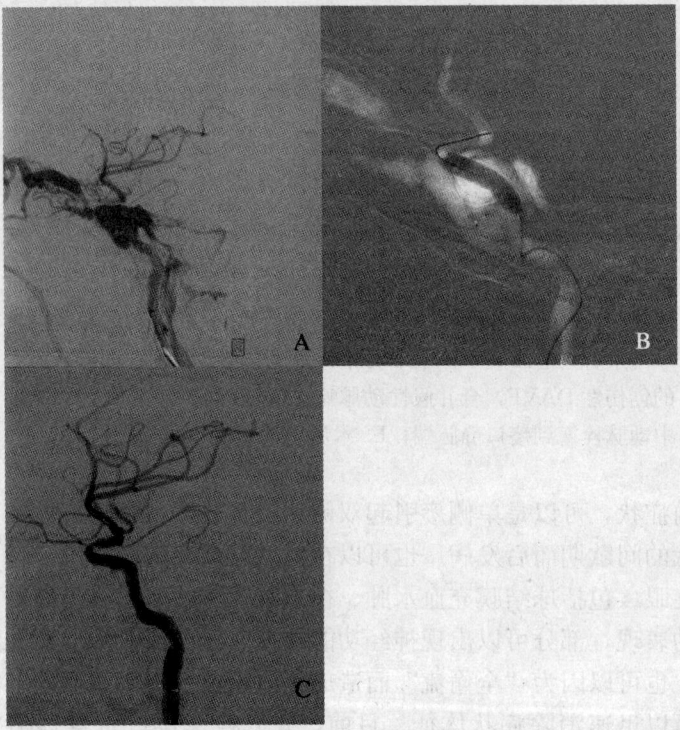

图19-2 男性，40岁，脑外伤后40天出现右侧搏动性突眼和颅内杂音。A. 造影证实为右侧创伤性CCF，瘘口位于颈内动脉海绵窦段，海绵窦扩张，向眼上静脉和岩下窦、岩上窦引流；B. 覆膜支架植入；C. 即刻显示瘘口已消除

二、创伤性动脉夹层（颈内动脉和椎动脉的颅内颅外段）

颈动脉夹层是颅颈损伤常见的并发症，伴有严重的神经系统缺血性损害，是青年人卒中的主要原因．无论是夹层位于内膜与中层之间还是中层与外膜之间，均可能由于血管管腔的狭窄引起脑缺血症状，发生 TIA 或者脑梗死。发病原因一般除颈部开放伤直接损伤外，因交通事故所引起的颅颈部闭合性损伤常是造成颈动脉损伤的主要原因。当颈部过度强力后仰及侧屈时，可使颈内动脉在第 3 颈椎横突上，造成血管壁和内膜的损伤；也可能是因颈总动脉损伤向上发展，超过颈动脉分叉而致，因此颈动脉分叉上 1～3cm 处最多见，约占 70%。其次是颈内动脉虹吸部，此处动脉较固定，遭受暴力时，容易受到牵扯和挤压，或因颅底骨折直接挫伤血管，造成内膜剥离、皱缩、壁间出血，从而引起血管腔狭窄、血小板附壁及血栓形成。椎动脉夹层发生也相似。抗凝治疗可以使大多数伤者治愈。然而，当抗凝治疗时仍然有 TIA 发作、造影证实的颈内动脉夹层伴有同侧半球明显的低血流灌注，或者对于多发伤或穿透伤无法采用抗凝治疗时，选择支架成形术可以即刻恢复管腔，联合术后的抗血小板治疗可以有效防止新的缺血事件（图 19－3)。Cohen 等采用支架（可以是多个支架）联合抗血小板治疗，管腔狭窄从 69%降到 18%，16 个月的随访均无 TIA 或卒中发生，超声检查未见支架内狭窄，并认为支架成形术后无需抗凝治疗。Assadian 等用覆膜支架治疗 6 例经 6～54 个月的随访证实安全有效。DuBose 等总结了 1994 年以来文献报道的 113 例血管内支架治疗颈内动脉损伤，以颈部钝性伤为主（77%），血管损伤以假性动脉瘤（60.2%）、AVF（16.8%）和夹层（14.2%）为多见，支架成功率 76.1%，经过 2 周～2 年的随访（随访率 79.6%），无支架相关的死亡率，3.5%出现新发的神经体征，提示支架治疗的有效性和安全性。

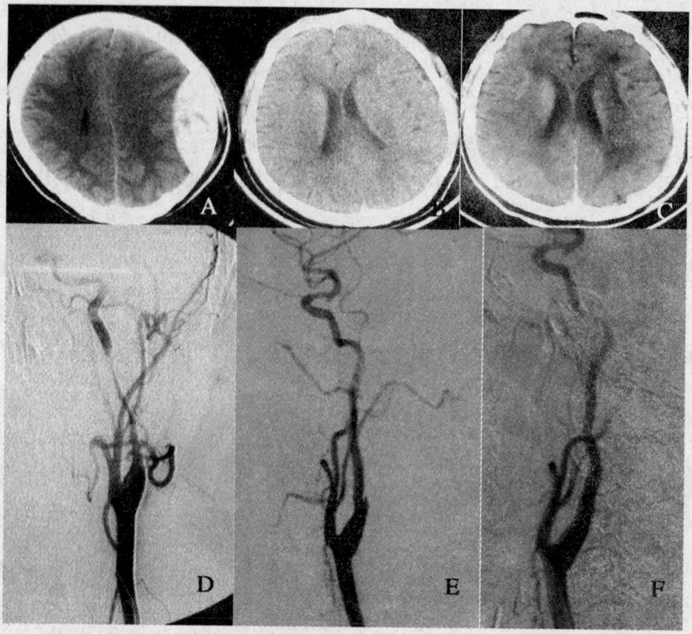

图 19-3 A. 男性，33 岁，车祸致左侧急性硬膜外血肿，急症手术清除血肿；B. 2 周后突发右侧偏瘫伴有失语，急诊 CT 未见出血；C. 4 天后转入我院，CT 示左侧底节及半卵圆区脑梗死；D. 造影证实为左侧颈内动脉创伤性夹层，颈内动脉管径变细。E、F. 抗凝抗血小板治疗 4 周，神经功能恢复过程中，有 TIA 发作，造影显示颈内动脉管径恢复，但颈内动脉有明显双腔征的夹层。G. 颈动脉支架植入消除夹层，术后给予抗血小板治疗，此后无 TIA 发作，神经功能恢复

三、创伤性动脉瘤

占所有颅内动脉瘤的 1%以下，可以发生于颈动脉和椎动脉颅外段、颈内动脉海绵窦段和床突上段、大脑中动脉、胼周动脉、小脑上动脉等部位。其发病原因可以是：①颅脑穿透伤：枪伤、弹片伤、刺伤等直接损伤脑动脉，在外伤性动脉瘤中因穿透伤引起者占

27%。②闭合性颅脑伤：占 62%，脑挫裂伤、颅骨骨折等原因损伤脑动脉。颅脑外伤时由于脑组织的移位使脑动脉撞击在大脑镰、小脑幕、蝶骨嵴而发生。③医源性损伤特别是经蝶窦手术造成，占 11%。85%～90%的动脉瘤在外伤后 3 周之内形成。

1. 颈内动脉岩骨段动脉瘤　由于颅底骨折使该段动脉壁受损而形成。主要临床表现为前庭神经受损而表现为耳鸣、听觉过敏或听力减退，约有 20%的病人可以发生鼻出血或耳中出血，有时在鼓膜下见到紫色搏动性肿块，应注意检查和避免穿刺。治疗因为很难显露而不宜直接手术，只能行血管内栓塞或颈动脉结扎术和动脉瘤远近端孤立术。

2. 颈动脉海绵窦段动脉瘤　由于颅底骨折或者因为经蝶窦垂体瘤手术、蝶窦内手术损伤该段动脉而形成。临床表现为牵张硬脑膜和压迫邻近结构而产生症状，如头痛（41%）、眼球后疼痛（25%）、眼球运动神经损伤（73%）、视野缺损（13%）等，因为在解剖上展神经最靠近颈内动脉而最易受损，动脉瘤破裂或者假性动脉瘤出血可以发生致命性鼻出血。最为理想的治疗是防止致命性鼻出血并保留载瘤动脉通畅，达到该目标的方法有覆膜支架（图 19－4）、弹簧圈栓塞瘤体（可以结合支架、纤毛圈或者膨胀圈）。必要时可以采用手术或球囊作动脉瘤的近端闭塞或远近端孤立术。不能耐受颈内动脉闭塞者尚可联合颅内外架桥手术。

3. 颅内创伤性动脉瘤　外伤性动脉瘤 48%发生在颈内动脉，26%发生在大脑中动脉，17%发生在大脑前动脉，发生于后循环者不到 10%。可以是还存在血管壁结构的动脉瘤和没有血管壁结构的假性动脉瘤，影像学上要区分上述两种情况是困难的。临床上由于该类动脉瘤再出血率高、严重威胁伤员的生命，因此往往需要紧急治疗。明确合并局部血肿造影证实的假性动脉瘤治疗原则是闭塞该段血管，否则可以采用覆膜支架或者支架辅助的弹簧圈栓塞，常常采用含有水凝胶的膨胀圈以求最大限度地栓塞动脉瘤，防止再出血（图 19－5）。

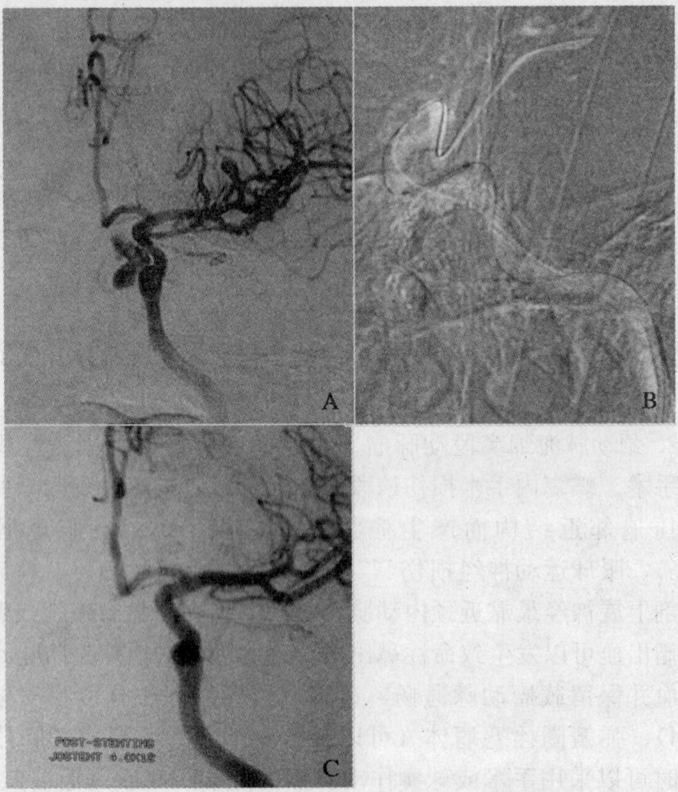

图 19-4　A. 闭合性颅脑外伤，症状轻微，伤后 3 周突发口鼻大出血经后鼻腔填塞止血后急诊入院，造影证实为左侧颈内动脉海绵窦段假性动脉瘤。B. 采用 Jostent 覆膜支架治疗。C. 即刻消除了假性动脉瘤，血管直径恢复

4. 创伤性颈内动脉、椎动脉颅外段动脉瘤　常常表现为颈部搏动性肿块，可以因为瘤内血栓脱落造成脑梗死。Yi 等在不采用保护装置的情况下采用覆膜支架治疗 10 例假性动脉瘤，8 例结合抗血小板治疗，在 5 天～20 个月的随访（DSA、CTA、超声）结果显示假性动脉瘤均治愈，1 例出现远端大脑中动脉梗死，1 例出现支架内闭塞。而 Maras 等采用覆膜支架后续给予抗凝治疗 20 例

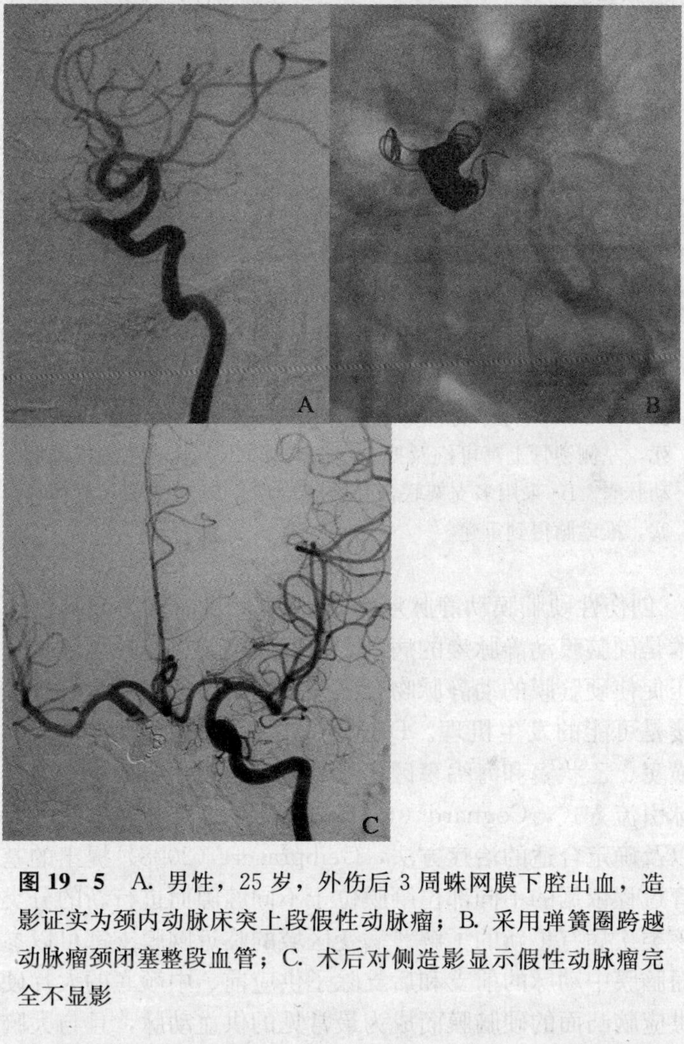

图 19-5 A. 男性，25 岁，外伤后 3 周蛛网膜下腔出血，造影证实为颈内动脉床突上段假性动脉瘤；B. 采用弹簧圈跨越动脉瘤颈闭塞整段血管；C. 术后对侧造影显示假性动脉瘤完全不显影

由于颅颈部损伤或颅底骨折所致的创伤性颅外颈动脉假性动脉瘤，有 3 例出现支架内完全闭塞，闭塞率 15%。在血管弯曲部位也可采用支架联合弹簧圈方法治疗（图 19-6）。

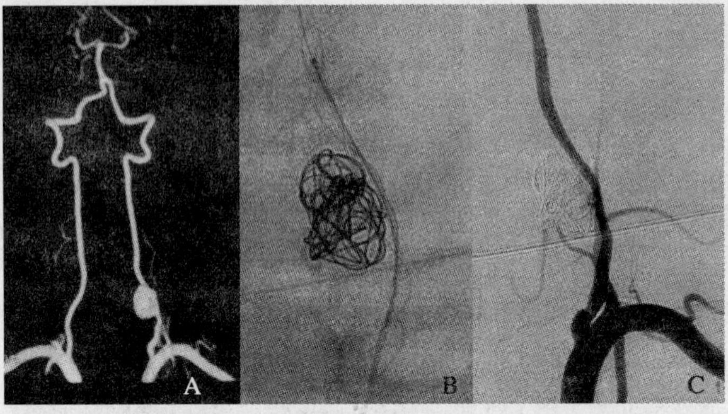

图 19-6 A. 青年男性，车祸外伤后一月，突发脑干点状梗死，左侧锁骨上窝可扪及搏动性肿块，MRA 显示左侧椎动脉动脉瘤。B. 采用多支架联合弹簧圈治疗。C. 术毕显示瘤体栓塞，椎动脉得到重建

5. 创伤性硬脑膜动静脉瘘（DAVF） 目前认为颅脑创伤和颅脑手术是硬脑膜动静脉瘘的病因之一，硬脑膜血栓性静脉炎导致静脉高压促使硬脑膜的动静脉吻合网开放而最终发展成为病理性的动静脉瘘是可能的发生机理。DAVF 可以发生在硬脑膜的各个部位而以横窦、乙状窦和海绵窦区多见，临床表现主要取决于瘘口部位的静脉引流方式，Cognard（1995）分型有助于了解每例病人的危险性以及确定合适的治疗方法，Geibprasert（2008）提出的基于胚胎发育过程依据的不同部位脑膜位于不同腔隙而进行新的分类，使得对该类疾病有了新的了解。病变区域的临近脑膜支都可以参与供血，而脑膜中动脉的前支和后支除了供应前、中颅底的大片硬脑膜外还供应脑凸面的硬脑膜而成为最常见的供血动脉，且与大脑中静脉伴行和存在有丰富的吻合网，当发生颅底骨折或者颞骨骨折时容易损伤形成 DAVF（图 19-7），已有在伤后早期因为轻度的眼部症状而后经造影证实的脑膜中动脉供血、引流到蝶顶窦和眼静脉的 DAVF 的报道；有颅脑外伤后因为急性硬膜下血肿和脑内血肿造影证实为脑膜中动脉向脑膜中静脉引流合并皮层支引流造成颅内出

血的 DAVF 个案。对于表现为急、慢性硬膜下血肿的病人也应该注意 DAVF 的考虑。

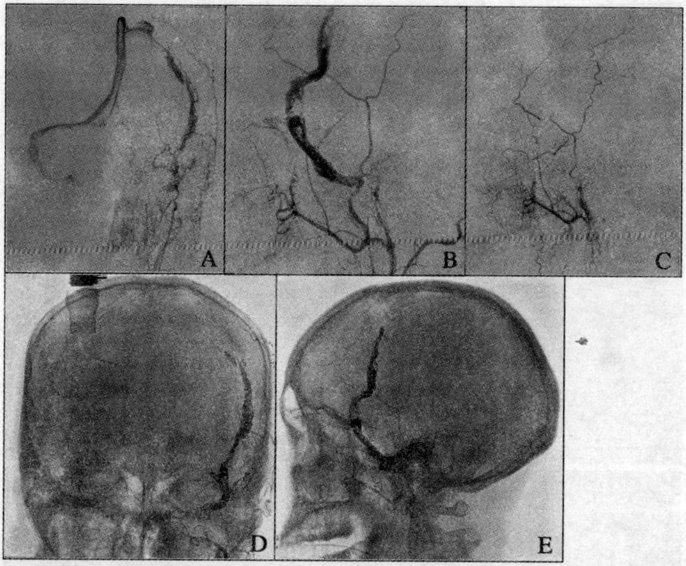

图 19－7 男性，41 岁，骑摩托车摔伤致左侧额颞部骨折合并少量硬膜外血肿，保守治疗血肿吸收出院，一月后因颅内杂音接受检查；A、B. 左侧颈外动脉造影正侧位显示脑膜中静脉 DAVF，经脑膜中静脉向上矢状窦前部引流；C. 采用 ONYX－18 栓塞；D、E. 正侧位片显示 ONYX 的铸型与颅骨的关系

6. 创伤性颈部动静脉瘘　比较少见，穿刺伤或贯通伤是常见原因，表现为颈部搏动性肿块和杂音，个案报道外伤后 5 个月因为出现耳鸣和搏动性杂音造影证实为咽升动脉-颈内静脉瘘，而椎动脉创伤性 AVF 因为可以向椎管内静脉引流而造成椎管内静脉高压，脊髓正常静脉引流受阻从而造成脊髓损伤，Heuer 报道一例 C2 骨折者，入院六小时出现左侧肢体无力，影像学检查提示右侧椎动脉有顺向和逆向的血流通过瘘口流入临近的颈内静脉及周围静

脉，用弹簧圈闭塞了瘘口的远近端，在随后 7 天症状改善，12 周时骨折愈合、神经功能完好。Shirakawa 报道 1 例创伤性 VVAVF，表现为 C2～7 的椎管内占位，弹簧圈闭塞瘘口而愈。对于颈部动脉的创伤性动静脉瘘治疗方法同样可以采用覆膜支架、可脱球囊或者弹簧圈闭塞瘘口（图 19－8）。

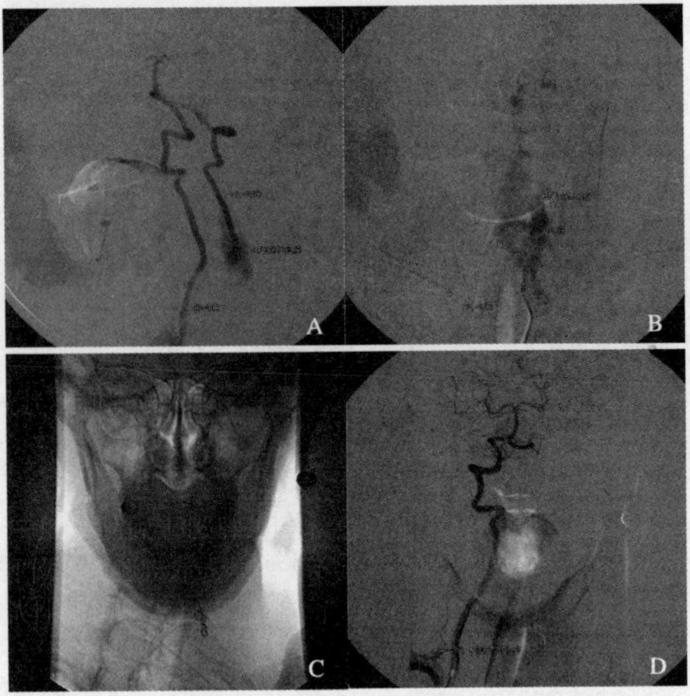

图 19－8 男性，45 岁，颈部外伤后 2 月出现左侧颈部搏动性肿块和血管杂音，伴有双下肢的乏力进行性加重。A. 右侧椎动脉造影可见向左侧椎动静脉瘘的血液逆流和“偷流”，并显示瘘口及向椎管内外扩张的引流静脉。B. 左侧椎动脉造影显示瘘口和向椎管内引流的扩张的静脉。C. 用 COOK 公司的游离纤毛钢圈做瘘口远近端的栓塞。D. 术后对侧造影显示瘘口已消除，血流恢复

对于颅脑外伤和头颈部外伤，警惕可能存在的脑血管损伤、及时和恰当的检查、正确的诊断和有效的治疗在降低创伤性脑血管病的严重危害方面具有重要的意义。

（注：文中所有图示均来自长海医院临床神经医学中心实例）

（许 奕 王来兴 刘建民）

附录　单唾液酸四己糖神经节苷脂钠盐注射液——治疗脑、脊髓损伤患者的专家共识

一、脑脊髓损伤发生率和危害

神经系统损伤包括中枢神经系统（脑、脊髓）损伤和外周神经损伤。颅脑损伤是导致人类死亡的常见疾病。脊髓损伤（肢体瘫痪）是导致人类残疾的主要原因。中国每年新增几十万例需要治疗的严重脑、脊髓损伤患者。由于交通事故、工矿事故和其他突发事故的增加，脑、脊髓损伤发生率仍将有增无减，成为导致人类死残的最重要疾病。由于严重脑、脊髓损伤患者死残率高，造成国家、家庭和患者巨大社会和经济负担。

二、神经保护药物治疗脑、脊髓损伤患者的现状

全世界神经科学家和临床神经内外科医师通过数十年的努力，实验研究发现大量药物能够促进脑损伤神经功能恢复，并逐步过渡到临床应用研究。到目前为止，已经完成的200多项药物治疗颅脑创伤的临床多中心随机双盲研究（Ⅰ级证据）的结果表明，还没有一种药物具有十分肯定的疗效。但是，从伦理学角度、患者需求和临床医疗实践，存在神经功能障碍的脑、脊髓损伤患者应该给予神经保护药物治疗。所以，临床医师如何选用神经保护药物治疗脑、脊髓损伤患者成为难题。

导致药物治疗脑、脊髓伤患者无效的原因很多，其中血脑屏障(Blood-Brain Barrier：BBB）阻碍大分子药物进入中枢神经系统是最重要原因之一。由于人类中枢神经系统存在完整的血脑屏障系统，许多大分子药物无法或难以进入中枢神经系统。尽管受损的脑

脊髓局部血脑屏障破坏，大分子药物能够进入损伤部位，但是否达到有效治疗浓度以及维持进入脑组织有效药物浓度的时程仍无答案。

三、单唾液酸四己糖神经节苷脂（monosialotetrahexo sylganlioside，GM1）的生化特征

中枢神经系统的神经元首先在内质网合成神经节苷脂的亲脂部分，然后在内质网和高尔基体连接葡萄糖形成神经节苷脂的中性糖类主链。尔后又在糖基和唾液酸基转换酶作用下再加入中性糖和唾液酸，合成了基本唾液酸四己糖乳类神经节苷脂和唾液酸四己糖神经节系列神经节苷脂，其中包括单唾液酸四己糖神经节苷脂 GM1。

神经节苷脂在神经细胞膜重要组成部分。酰基鞘氨醇蛋白位于细胞膜双脂层内，而碳水化合物极性朝向细胞外，这种物理上的不对称性及其化学结构的差异，使得神经节苷脂类物质与细胞外多种信息相互作用。细胞膜神经节苷脂类物质浓度不是静止不变的，而是依据神经节苷脂极性基团的动态作用、Ca^{+} 浓度以及细胞表面糖蛋白的含量等变化，这些细胞膜神经节苷脂类物质能导致局部细胞膜结构的改变。另外，细胞膜神经节苷脂还能影响细胞膜表面的糖蛋白和细胞嵌入蛋白。所以，神经细胞膜神经节苷脂类物质变化对调节神经元对细胞内外信息传递具有重要意义。

四、GM1 钠盐注射液（Monosialotetrahexosylganglioside sodium）的药理学特点

由于 GM1 是人体神经细胞膜的天然组成成分，外源性 GM1 能透过血脑屏障以稳定的方式与神经细胞膜结合。药代动力学显示，GM1 钠盐注射液在 2h 内脑和脊髓药物浓度达到峰值，半衰期为 4～8h。LD_{50} 是 872mg/kg（静脉）至大于 8g/kg（皮下）。少数患者会出现皮疹样反应。

GM1 钠盐注射液的主要药理作用：①保护细胞膜 Na^{+}－K^{+}－ATP 酶和 Ca^{2+}－Mg^{2+}－ATP 酶活性，纠正细胞内外离子失衡；

②减少 Ca^{2+} 内流，防止细胞内钙超载；③抗自由基作用，抑制脂质过氧化反应；④阻断或减轻兴奋性氨基酸毒性作用；⑤具有神经元的保护作用和修复再生作用的双重作用。

五、GM1 治疗脑、脊髓损伤临床疗效的国际循证医学证据

1. GM1 治疗颅脑损伤患者的疗效

德国 Horman 对 60 例急性闭合性颅脑损伤患者采取随机双盲对照前瞻性临床研究。药物使用方法：静脉滴注 GM1 100mg/d，连续 8 周。长期随访结果发现 GM1 治疗的急性颅脑创伤患者的情绪和智力均优于对照组（$p<0.05$），证明 GM1 能提高急性重型颅脑创伤患者疗效和生存质量。但是，该组循证医学研究的病例数有限，仍有必要进行大样本 GM1 治疗急性颅脑损伤患者前瞻性临床循证医学研究（RCT），以得出更确切结论。

2. GM1 治疗脊髓损伤患者的疗效

美国 Geisler 等对 34 例急性脊髓损伤患者进行随机双盲前瞻性对照研究。药物使用方法：16 例 GM1 治疗组患者每天给予静脉滴注 GM1 100mg，疗程为 18～32d。对照组在相同时间用安慰剂治疗。采用 Frankel 分级判断损伤平面以下运动感觉功能、采用美国脊髓损伤学会（ASIA）评分判断受累肌肉功能情况。临床随访 1 年结果表明 GM1 能明显改善 Frankel 分级和 ASIA 评分（治疗组 36.9 分，安慰剂组 21.6 分，$p=0.047$）。临床研究证明，GM1 具有促进脊髓伤后患者神经功能恢复和提高生活质量。但是，该组循证医学研究的病例数有限，仍有必要进行大样本 GM1 治疗急性脊髓损伤患者前瞻性临床循证医学研究，以得出更确切结论。

3. GM1 治疗缺血性脑卒中患者的疗效

意大利 Lenzi 等牵头的 16 个医学中心开展 GM1 治疗 805 例急性缺血性脑卒中患者的随机双盲对照前瞻性临床循证医学研究，有效为 792 例。GM1 治疗组病人在发病后 5h 内给予静脉滴注 GM1 200mg、12h 后给予静脉滴注 GM1 100mg、第 2～21 天每天给予静脉滴注 GM1 100mg。对照组在相同时间用安慰剂治疗。采用加拿

大神经功能评分（Canadian Neurological Scale）判断神经功能。4个月随访结果发现两组患者生存率无差异，但脑卒中发作4h内使用GM1治疗的患者神经功能和生活质量明显优于对照组（p=0.016）。循证医学研究证明脑缺血发作早期使用GM1能显著改善缺血性脑卒中患者的预后。

4. GM1治疗自发性蛛网膜下腔出血患者的疗效

意大利Papo等牵头的5个神经外科中心对119例自发性蛛网膜下腔出血患者进行随机双盲对照前瞻性临床研究。60例为GM1治疗组、59例为安慰剂。GM1治疗组患者在发病后24h内静脉滴注GM1 500mg、第2天静脉滴注GM1 300mg、第3天静脉滴注GM1 200mg、第4～7天静脉滴注GM1 200mg。对照组在相同时间用安慰剂治疗。采用GCS判断患者意识状态，采用GOS评分法判断患者的预后。结果表明GM1治疗组患者GCS评分明显高于对照组（14d随访p=0.04；21d随访p=0.02），死亡率两组差异无统计学意义（GM1组18.3%，对照组23.7%）。早期使用GM1能显著改善自发性蛛网膜下腔出血患者的意识状态。

六、GM1治疗脑脊髓损伤病人的专家共识

1. 适应证

GM1主要用于治疗急性脑、脊髓损伤，也用于其他原因导致的中枢神经系统损伤，包括：脑卒中、缺氧缺血性脑病、脑脊髓手术和脑脊髓放疗等导致的脑、脊髓神经损伤。

2. 用法用量

急性期为GM1 100mg/d，静脉滴注（GM1 100mg+等渗盐水250ml），2～3周后改为维持量20～40mg/d，维持6～10周。可以根据药典及药物说明书调整药物剂量及疗程。对于10周后脑、脊髓神经功能仍处于恢复过程的患者，可以适当延长使用时间。

七、说明

第一、《专家共识》方案属于神经外科专家推荐意见，供中国

神经外科医生参考使用，不属于法律文件；

第二、《专家共识》系经过2次（2009年6月上海，2009年9月重庆）专家会议讨论修订。专家会议鼓励就GM1临床应用开展前瞻性临床循证医学研究，并根据将来新的临床循证医学证据和临床长期疗效随访，对本专家共识加以修改完善。

（中华医学会创伤学分会神经损伤专业组）

刊登：中华创伤杂志，26：6-7，2010

注：以下是讨论后达成共识的专家名单(按汉语拼音为序)

方陆雄　冯　华　傅　震　高　亮　江基尧　江荣才　李新钢
李维平　梁玉敏　刘伟国　罗其中　孙晓川　王　宁　王　中
徐　蔚　杨树源　杨小锋　游　潮　于如同　袁绍纪　张建宁
张　赛　周定标